L'HOMÉOPATHIE EN QUESTION

HOMEOCSS
Projet de recherche sociétale sur la controverse
au sujet de l'homéopathie

Enjeux, cadre théorique, approche méthodologique

Sous la direction d'Emmanuella di Scala

L'HOMÉOPATHIE EN QUESTION

HOMEOCSS
Projet de recherche sociétale sur la controverse au sujet de l'homéopathie

Enjeux, cadre théorique, approche méthodologique

L'Harmattan

De la même auteure
chez le même éditeur

Science en Société – Les représentations dans les controverses et les questions socio-scientifiques,
ouvrage coordonné par Emmanuella Di Scala, 2019.

HOMEO
CSS

HOMEOPATHY
Object of Controversy
in the Societal Sphere

5-7, rue de l'Ecole-Polytechnique, 75005 Paris
http://www.editions-harmattan.fr
ISBN : 978-2-343-20182-5
EAN : 9782343201825

Tous nos remerciements au comité scientifique, présidé par le Pr Fabien Medvecky de l'Université d'Otago en Nouvelle-Zélande, pour son évaluation et ses commentaires sur cet ouvrage.

Composition du comité scientifique
(https://www.projet-homeocss.com/comite-scientifique) :

Pr Bruno Falissard, Université de Paris, France
Dr Manon Knapen, Université d'Otago, Nouvelle-Zélande
Pr Fabien Medvecky, Université d'Otago, Nouvelle-Zélande
Pr Bruno Pozzeto, Université de Saint-Etienne, France
Pr Pascal Ragouet, Université de Bordeaux, France
Dr Benoît Urgelli, Université de Lyon, France
Dr Empar Vengut Climent, Université de Valence, Espagne

SOMMAIRE

PARTIE 1 :

PRÉSENTATION DU PROJET HOMEOCSS, SON CADRE THÉORIQUE ET SON APPROCHE MÉTHODOLOGIQUE

Emmanuella DI SCALA[1,2]
[1] *Université de Bourgogne-Franche-Comté*
[2] *Institut National Supérieur du Professorat et de l'Education, Dijon*

Avec la participation de Marie-Stéphanie ABOUNA, enseignant-chercheur, Docteure en Sociologie/Démographie, membre du projet HOMEOCSS, pour l'écriture du paragraphe « OBJ8 – Le genre : une dimension transversale au projet » dans la partie 3.A.

Avec la participation de deux protagonistes issus de collectifs en défaveur et en faveur de l'homéopathie ayant contribué aux paragraphes « controverse au sujet de la scientificité » 2.D et « différences d'implication des citoyens européens » 2.E : Dr Thomas GILLE, MCU-PH de Physiologie, Inserm UMR 1272, membre CA du collectif Fakemed; Dr Hélène RENOUX, présidente de la Société savante d'homéopathie (SSH) et du Comité européen d'homéopathie (ECH).

1. LES ENJEUX DU PROJET HOMEOCSS

La durée du projet HOMEOCSS s'étendra sur 4 à 6 ans. L'enjeu global sera de mieux comprendre et d'améliorer la communication entre Sciences et Société en prenant un cas d'étude pour lequel la Science et la Société sont totalement impliquées et acteurs : l'homéopathie. En effet dans le cas de la controverse sociétale sur l'homéopathie, l'ensemble du grand public mais également les acteurs de la sphère académique, les praticiens de santé, les laboratoires pharmaceutiques, les associations, les politiques et les différentes Académies, s'impliquent dans la controverse sociétale en se positionnant de façon favorable ou défavorable à la prise de médicaments homéopathiques et/ou face à leur efficacité. Des recherches fondamentales et appliquées s'opposent quant à l'explication théorique d'une possible efficacité thérapeutique, les Académies de Médecine et de Pharmacie ayant d'ailleurs une position officielle plutôt en défaveur de ces traitements pointant un manque d'efficacité propre. Néanmoins une grande partie de la population utilise ces médicaments. Par ailleurs de façon très contradictoire, ces médicaments ont été au cours du temps en partie remboursés dans certains pays selon les choix politiques impulsés ; une commission européenne d'harmonisation sur la gestion de l'homéopathie a d'ailleurs été mise en place.

Le projet HOMEOCSS apportera une analyse qualitative sur les représentations associées à l'homéopathie dans l'objectif de mieux définir les positionnements et influences des acteurs impliqués. L'approche bipolaire de la controverse (pour/contre) servira de point d'entrée dans le sujet qui sera nécessairement élargi en raison de la multiplicité des positionnements sociaux sur ce sujet. L'enjeu sera donc de caractériser qualitativement l'ensemble des positionnements identifiés. Cette étude prendra également en compte le contexte culturel et le genre au travers d'une étude comparative qui sera établie entre la France, pays le plus impliqué en Europe, et la Pologne, un des pays moins impliqués face à l'homéopathie. En effet le marché des ventes est dominé par trois pays : France, Allemagne, Italie qui représentent à eux trois 80% du marché européen des médicaments et 40% de la population européenne (CAMbrella, 2012 ; Leroy, 2014). La Pologne n'est entrée qu'en 2004 dans l'Europe et occupe déjà la 8e place dans le marché des ventes. La France est par ailleurs le premier pays consommateur de produits homéopathiques (les Français utilisant 20% de la production mondiale). La Pologne arrive en 11e position, comme pays consommateur, sur 21 pays européens étudiés (ECHAMP, 2013).

Bien qu'environ trois quarts des Européens soient conscients de l'existence de l'homéopathie, il est à noter une différence significative selon les pays européens plus ou moins consommateurs de produits homéopathiques. 95% des Français connaissent l'existence de l'homéopathie et 56% utilisent des traitements homéopathiques. En comparaison, 50% des Polonais connaissent l'existence de l'homéopathie et 30% ont utilisé ces traitements (CAMbrella, 2012 ; ECHAMP, 2013). Par ailleurs, les conclusions de différentes études européennes montrent une implication plus importante de la femme face à l'homéopathie, notamment du profil type de la mère de famille diplômée prenant de l'homéopathie pour elle ou sa famille (Leroy, 2014).

En conséquence, le contexte culturel et le genre pourraient être des facteurs expliquant ces différences entre pays. C'est pourquoi, afin de le définir, HOMEOCSS a choisi en première approche une analyse comparative entre deux pays européens : le premier pays consommateur et producteur, la France, et un pays européen moins consommateur et producteur de traitements homéopathiques, la Pologne. Cette analyse permettra de prendre non seulement en compte les aspects culturels et de genre, mais également d'évaluer de façon croisée les représentations (en produisant des cartes conceptuelles) des acteurs sociétaux impliqués dans la controverse de l'homéopathie et d'établir une cartographie mentionnant les influences des acteurs entre eux.

Objectif 1 : Etablir dans les deux pays concernés des cartes conceptuelles pour chaque acteur étudié face à leurs représentations au sujet de l'homéopathie.
Objectif 2 : Définir une cartographie de la controverse au sujet de l'homéopathie de deux pays européens, la France et la Pologne, afin de contribuer à structurer et reconfigurer les débats.
Objectif 3 : Analyser l'impact sur la carrière et la réputation d'experts scientifiques lors de la communication de données controversées et définir si les laboratoires pharmaceutiques possèdent d'autres objectifs que la rentabilité financière pour entrer dans la communication sur l'homéopathie.
Objectif 4 : Aider le citoyen à se situer dans l'espace social sur ces questions controversées.
Objectif 5 : Faire des propositions aux pouvoirs publics d'amélioration de la communication sciences-société sur l'homéopathie et faire des propositions généralisables lorsque ce sera possible.

Objectif 1 : Chaque acteur de la controverse identifié en objets d'étude (OBJ) de 1 à 9 sera étudié dans les deux pays concernés. Des données qualitatives et quantitatives seront collectées en début de projet à partir de questionnaires, d'entretiens semi-directifs ou narratifs, et à partir de la sphère médiatique. Elles permettront dans un premier temps d'analyser le positionnement et les représentations de chaque acteur face à l'homéopathie. Des cartes conceptuelles pourront alors être produites.

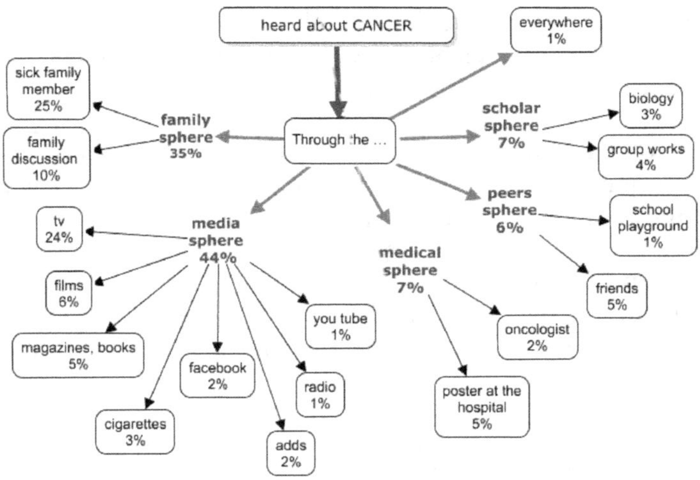

Figure 1 : Exemple de carte conceptuelle sur les représentations sur le cancer provenant de nos travaux de recherche « The sources of information and the percentages collected from the answers given by pupils in Year 12 with a specialisation in sciences (n=83) »

Objectif 2 : La suite de l'analyse permettra d'identifier les raisons de ce positionnement et les éléments d'influence entre eux. Les dimensions du genre et l'âge seront également analysés au travers de ces données. Une cartographie de la controverse pourra ensuite être construite pour chaque pays à l'issue des analyses en fin de projet.

Objectif 3 : Une étude de l'impact de la communication de données scientifiques controversées sur la réputation et la carrière, aura lieu sur des experts scientifiques. Une analyse qualitative portant sur plusieurs laboratoires pharmaceutiques permettra de mieux comprendre leur positionnement dans la controverse ainsi que les motivations conditionnant les choix de communication.

Objectif 4 : Les cartographies de la controverse sur l'homéopathie issues de deux pays européens différents seront mises à disposition du citoyen au travers d'une plateforme déjà existante, MACOSPOL (Macospol, 2009), émanant d'un projet européen et dédiée à l'information du citoyen sur les controverses scientifiques et techniques. Elles permettront à chacun de se situer dans l'espace social sur ces données controversées.

Objectif 5 : À l'issue des cartographies réalisées, et après l'analyse qualitative prenant en compte l'impact de la communication des sciences sur la réputation et la carrière des experts scientifiques, une étude comparative en fin de projet entre les deux pays concernés permettra d'établir un rapport comportant des propositions de réflexion et d'amélioration sur la communication entre sciences et société sur l'homéopathie.

2. LE CADRE THÉORIQUE

A. Les apports de la sociologie des sciences

La théorie de la sociologie des sciences a initialement étudié la communication et l'information entre sciences et société et s'est inspirée au début de Robert Merton, faisant de la connaissance scientifique un objet échappant à l'analyse sociologique. L'article phare de Merton, « The normative structure of science » (Merton, 1973), a exprimé d'ailleurs l'incapacité de la sociologie à rendre compte de la nature et du contenu des connaissances scientifiques. La raison en était simple selon lui : « l'influence que la société, la culture, la politique ou l'idéologie peuvent exercer sur les mécanismes d'élaboration de la connaissance scientifique ne peut résister à terme aux épreuves empiriques et à la réalité de la nature ».

Cependant en 1970, un renouvellement a eu lieu, notamment au travers des travaux de Thomas Kuhn (2008), se confrontant au travers du programme fort de David Bloor (1991), l'enjeu étant de redonner à la sociologie le droit d'investir le champ de la connaissance scientifique et de contester à la philosophie et l'épistémologie leur monopole sur l'analyse des savoirs scientifiques et des connaissances savantes. Une nouvelle sociologie des sciences s'est alors instaurée avec Latour (Latour & Woolgar, 1996) se basant sur le programme fort de Bloor : « la science loin d'être une activité autonome régie par ses propres lois est déterminée, dans ses produits mêmes, par des facteurs sociaux ». Des chercheurs spécialisés en Sciences de l'information et de la communication des sciences se sont alors emparés de cette nouvelle vision.

Bloor avec sa position anti-mertonienne a voulu rétablir une continuité entre la sociologie de la science et la sociologie de la connaissance. Elle se définit surtout contre une position philosophique schématiquement caractérisée par le fait de situer la science et son développement sur un plan la mettant hors de portée de toute détermination autre que sa propre rationalité.

Pour dépasser cette asymétrie dans laquelle le « vrai s'explique par la nature » et « le faux s'explique par la société » (Latour, 1991), le premier principe de symétrie, défini par Bloor, explique que « le vrai comme le faux s'expliquent par la société » et que « la nature n'explique ni le faux, ni la société » (Latour,1991). Callon (1986) va plus loin en pointant les limites du principe de symétrie et en estimant que ce premier principe reste asymétrique, « non plus parce qu'il divise, comme les épistémologues, l'idéologie et la science, mais parce qu'il met entre parenthèses la nature et fait porter au seul pôle de la société tout le poids des explications ». Callon définit alors le principe de symétrie généralisée au sein duquel « l'anthropologue doit se situer au point médian où il peut suivre à la fois l'attribution de propriétés non humaines et de propriétés humaines » (Callon, 1986), c'est ainsi que l'explication part des quasi-objets, la nature et la société étant alors à expliquer (Latour, 1991).

Latour intègre ce principe de symétrie généralisée dans une dimension « non moderne », puisqu'en effet, d'après lui, « tant que nous étions modernes, il était impossible d'occuper ce lieu, puisqu'il n'existait pas ! La seule position centrale que la constitution reconnaissait [...] c'était le phénomène, point de rencontre où s'appliquent les deux pôles de la nature et du sujet. » (Latour, 1991).

L'utilisation du principe de symétrie généralisée induirait cependant des risques de relativisme d'après certains épistémologues tels qu'Alan Sokal (2005). Le risque serait de placer tous les arguments sur un point d'égalité conduisant à croire qu'il n'existe aucune vérité absolue. Le débat reste d'actualité, les détracteurs estimant que le principe de symétrie ne dit pas que les arguments se valent mais que la règle méthodologique consiste à faire comme s'ils se valaient pour les étudier, la raison n'étant alors pas remise en cause.

Le modernisme, appelé aussi par certains auteurs, la pensée moderne, la modernité, ou encore la constitution moderne, est consécutif au pré-modernisme. Le pré-modernisme défini comme l'époque précédant l'époque des lumières et le 17e siècle, a laissé place à un monde moderne dont les définitions varient quelque peu selon les auteurs et leur courant de pensée. Le modernisme est cependant d'un commun accord une rupture avec le passé. Bruno Latour dans son ouvrage « Nous n'avons jamais été modernes » (Latour, 1991), nous explique que le modernisme désigne pour lui « deux ensembles de pratiques entièrement différentes qui pour rester efficaces doivent demeurer distinctes ». Anthony Giddens dans son ouvrage « Les conséquences de la modernité » (Giddens, 1990), définit la modernité comme « des modes de vie ou d'organisation sociale apparus en Europe vers le 17e siècle et qui progressivement ont exercé une influence plus ou moins planétaire ». Il existe selon lui des discontinuités à différentes phases du développement historique n'existant tout simplement pas aux époques historiques précédentes. Michel Maffesoli dans son ouvrage « L'ordre des choses – penser la postmodernité » (Maffesoli, 2014) définit la modernité comme « un idéal républicain démocratique du contrat social construit sur trois principes intangibles : individualisme, rationalisme, progressisme ».

Si chacun des auteurs cités précédemment, représentant de différentes théories sociologiques, admet une évolution actuelle de la société depuis les années 1980 face au modernisme et à ses conséquences, les théories explicatives semblent néanmoins controversées. En effet deux grandes théories ont émergé l'une privilégiant l'explication de l'évolution de la société par la théorie d'une radicalisation de la modernité/l'hypermodernité, l'autre l'expliquant par la théorie de la postmodernité. Avant de définir synthétiquement ces deux théories, il est intéressant de noter que la facilitation institutionnelle de diffusion des théories postmodernistes diffère selon les pays. Comme Jean-Yves Trépos (1998) nous l'explique dans son étude sociétale de la scène anglophone, cette dernière « n'oppose plus vraiment les partisans d'une explication en termes de modernité à ceux qui préfèrent recourir à la postmodernité mais elle est travaillée par des courants qui forment un vaste entre-deux [...] ».

La théorie de la radicalisation de la modernité/l'hypermodernité est expliquée par Anthony Giddens (1990), l'un des fondateurs, « Loin d'aborder une ère post-moderne, nous entrons plus que jamais dans une phase de radicalisation et d'universalisation des conséquences de la modernité ». Sébastien Charles ajoute en 2005 (Charles, 2005) que « la société hypermoderne se présente sous la forme d'un « chaos organisateur ». Cette théorie voit donc l'évolution actuelle de notre société depuis les années 1980 comme une coexistence d'individus dont les comportements sont ancrés sur la modernité et d'autres dont les comportements se distinguent par une radicalisation de la modernité, distinguant ainsi des comportements responsables et irresponsables « incapables de résister aux sollicitations extérieures comme aux impulsions intérieures » (Charles, 2005).

La théorie de la postmodernité est mise en avant par d'autres sociologues tels que Michel Foucault, Jacques Derrida, Jean-François Lyotard ou encore Michel Maffesoli. Ce dernier indique qu'il y a « un besoin de ré-enchantement du monde que les élites instituées ne peuvent ou ne veulent pas entendre. Focalisées qu'elles sont sur le vieil idéal républicain du contrat social [...] il convient de regarder le monde tel qu'il est et non tel qu'il devrait être. Et comment il faut, pour ce faire, mobiliser non seulement la raison, mais aussi le rêve, l'imagination, le monde des sens » (Maffesoli, 1996, 2014). Jean-François Lyotard, à qui l'on doit la popularisation de la notion de post-modernité, nous indique que « la vision post-moderne distingue une pluralité de savoirs hétérogènes où la science n'occupe plus la première place » (Lyotard, 1979). Cette théorie ancre donc les nouveaux comportements dans une évolution de la société intégrant la raison sensible (raison interne, expérience, sens commun) en sus d'une simple rationalité abstraite qui veut prendre en compte d'après Maffesoli, « la réalité dans sa totalité » plutôt que « de se contenter d'analyser le monde réel » au travers « d'un rationalisme moderne ».

Des théories intermédiaires ou alternatives de Bruno Latour (Latour, 1991) ou Pierre Le Vigan (Le Vigan, 2015) par exemple ont également émergé mais sont finalement des entre-deux comme l'a analysé Jean-Yves Trépos (1998) : « Dans les temps actuels nous avons à la fois des éléments de post-modernité mais aussi des éléments qui relèvent de l'intensification de la modernité ».

HOMEOCSS tentera d'analyser, au-delà des polémiques sociologiques par les tenants des différentes théories, les représentations des acteurs impliqués dans la controverse à la lumière des arguments sociologiques existants et de l'évolution de la société.

B. La notion de controverse socio-scientifique

En se référant à des éléments de littérature déjà compilés dans notre dernier ouvrage (Di Scala, 2019), nous pouvons rappeler que la controverse, comme l'indique Fabiani (2007), est en effet une véritable situation de communication à plusieurs acteurs entre sciences et société : « dans cette discussion indéfinie sur les normes de l'échange et sur le contrôle de sa régularité, il apparaît que l'instance du public est toujours présupposée, au moins implicitement, par l'échange d'arguments [...] Ce public peut être virtuel, ou bien représenter la postérité ou l'universalité ».

La controverse semble être, pour de nombreux auteurs, un lieu de débat obligatoire structurant les savoirs. S'il y a une vérité, nous indique Bourdieu (1981), c'est que la vérité est un enjeu de luttes : il fait alors de l'affrontement symbolique, la norme unique de l'histoire des savoirs. Les controverses sont des « moments effervescents », nous indique Durkheim (1900), et sont des occasions, pour leurs acteurs sociaux, de remettre en question certains rapports de force et certaines croyances jusqu'alors instituées, de redistribuer entre eux grandeurs et positions de pouvoir et d'inventer de nouveaux dispositifs organisationnels et techniques appelés à contraindre différemment leurs futures relations. D'où l'intérêt d'analyser ces controverses, comme l'indique Bloor (1991), en suivant symétriquement et impartialement les acteurs dans leurs fabrication et légitimation d'énoncés ; de le faire de façon non téléologique et en les prenant tous également au sérieux. La controverse change de forme à partir du moment où les énoncés circulent dans d'autres arènes. On sort alors de la controverse érudite pour entrer dans le cadre de la controverse publique, de la polémique et de la querelle, nous indique Lilti (2007). Mais dans tous les cas elle vise, comme l'affirme Pestre (2007), à une neutralité axiologique vis-à-vis des acteurs et de leurs valeurs.

Certaines controverses scientifiques vont percer la sphère sociale et s'y insérer au travers des outils de communication médiatiques les plus fréquents. Ce sont d'ailleurs bien souvent les scientifiques eux-mêmes, dits experts, qui lanceront sur la place publique un débat qui n'appartenait alors qu'à une sphère d'élite (Chavot & Masseran, 2017). La controverse scientifique devient donc publique et prend le nom de controverse socio-scientifique, controverse sociale et politique autour des questions et objets techno-scientifiques (Lilti, 2007).

Les controverses socio-scientifiques mises en débat peuvent être plus ou moins controversées dans la sphère scientifique et sociétale, mais possèdent toutes un véritable enjeu social impliquant différents acteurs : experts, public, médias. Elles suscitent des débats articulant des connaissances de sciences, des connaissances à propos des sciences, et des considérations éthiques et politiques (Urgelli, 2013). Ce ne sont pas seulement des savoirs rationnels qui sont en jeu ici, mais bien un système de représentations-connaissances. Les représentations sociales sont quant à elles générées et structurées, tel que le précise Moscovici (Moscovici, 2013), par les conversations et les traitements médiatiques qui constituent notre principal genre de communication. Les acteurs impliqués mobilisent donc des représentations, des valeurs, des intérêts qui s'affrontent et font l'objet des débats et d'un traitement médiatique (Albe, 2006).

Depuis les années 1970, les controverses socio-scientifiques sont étudiées afin d'en comprendre leurs enjeux cognitifs mais également pour mieux comprendre la recherche (Jurdant, 2009). Elles ont également été étudiées afin de définir le rôle central de la communication dans l'émergence, le déploiement et la stabilisation des controverses (Babouard & Mabi, 2015). L'analyse sous une dimension plus éducative a également permis de mettre à jour les procédés discursifs et les rôles sociaux d'élèves en groupe de discussions sur une controverse (Albe, 2006 ; Simmoneaux & Legardez, 2011).

La sociologie des débats permet d'entrer dans l'analyse des jeux d'acteurs telle que la sociologie politique, ou encore d'entrer dans une approche d'acteurs-réseaux où sont associés des dispositifs et des processus. Une autre approche sociologique des débats et controverses est basée sur l'étude des jeux d'arguments : c'est la sociologie pragmatique des transformations (Chateauraynaud, 2007). Cette dernière accorde une place centrale à la genèse et au destin des arguments élaborés par les protagonistes et qui prennent forme dans des « arènes », espaces de variation où sont brandis les arguments. Notre étude se rapprochera de cette approche sociologique en étudiant la genèse des arguments au travers des représentations sociales des protagonistes ciblés.

Afin d'analyser une controverse socio-scientifique, il est également intéressant d'en effectuer une cartographie. Bruno Latour a pu le proposer au travers du projet européen de 2009 financé par la Commission européenne, MACOSPOL, pour lequel 8 pays européens ont participé (Macospol, 2009). Cartographier une controverse, comme nous l'expliquent les auteurs de ce projet européen, « ce n'est pas la regarder dans un idéal d'objectivité parfaite mais adapter une objectivité de second rang c'est-à-dire de présenter l'ensemble des positions : être objectif n'est pas prendre la position d'expert, mais celle de cartographe ce qui implique de prendre au sérieux aussi des éléments marginaux. […] ». Notre enjeu sera plus limité et aura pour objectif d'établir une cartographie permettant au citoyen de se situer dans l'espace social tout en contribuant à structurer et reconfigurer les débats. Une expérimentation à ce sujet est d'ailleurs en cours sur la démarche d'enquête (Simonneaux, 2019).

HOMEOCSS a pour ambition de lier, dans l'analyse, représentations et controverse. Il tentera de définir en quoi les représentations des différents acteurs de la controverse peuvent orienter leur positionnement paradigmatique au sein de la controverse. C'est pourquoi des cartes conceptuelles portant sur les représentations des différents acteurs permettront ensuite d'entrer dans l'analyse et la construction d'une cartographie de la controverse.

C. La notion de représentations sociales

« La théorie des représentations sociales s'est réellement élaborée en 1961 avec Serge Moscovici et son œuvre *Princeps* pour qui la représentation a une genèse à la fois individuelle et sociale (Moscovici, 1961). Les représentations sociales sont un ensemble d'opinions, d'informations, de valeurs et de croyances sur un objet particulier » (De Carlos, 2015). Moscovici s'est inspiré d'auteurs tels que Freud, Piaget ou Durkheim pour formaliser le concept de représentations sociales.

Le champ des représentations sociales qui appartenait initialement à la psychologie s'est rapidement étendu à l'anthropologie et la sociologie. « Dans les travaux sociologiques, l'importance de la fonction des représentations sociales différent grandement selon les cadres théoriques utilisés » (Danic, 2006). On distingue des approches objectivistes : les représentations sociales sont les produits de la réalité, subjectivistes : les représentations sociales sont productrices de la réalité, dialectiques (qui se veulent dépasser l'opposition objectivisme/subjectivisme par une théorie constructiviste) : la réalité existe comme construction humaine, socio-historique, les représentations contribuant à la construction de la réalité.

Deux conditions sont requises afin qu'une représentation soit dite sociale : la saillance socio-cognitive - l'objet assure une fonction de concept et occupe un espace récurrent dans les communications, les pratiques – il doit exister des pratiques communes au sein de la population (Flament et Rouquette, 2003). On pourra ajouter d'autres conditions telles que l'enjeu lié à l'objet (enjeu identitaire ou de cohésion sociale), la dynamique sociale (objet ayant une valeur pour un groupe) et l'absence d'orthodoxie (connaissances élaborées collectivement) (Moliner, 1993 & 1996).

La représentation sociale se structure à travers deux processus que sont l'objectivation – phénomène permettant de s'approprier et d'intégrer les connaissances relatives à l'objet et l'ancrage – consistant à enraciner socialement la représentation et son objet dans le système de valeurs du sujet, qui sont au cœur de l'approche socio-génétique comme le définit Moscovici. « L'objectivation s'opérerait en fonction de critères culturels (tous les groupes n'ont pas un égal accès aux informations sur l'objet) et normatifs (n'est retenu que ce qui concorde avec le système de valeurs du groupe) » (Moliner et Guimelli, 2015). Concernant la notion d'ancrage, « aucun objet n'arrive jamais sur une « table rase » (Jodelet, 1984). Quelle que soit l'originalité d'un objet, il devra s'intégrer dans le « déjà là pensé » (Jodelet, 1984) du groupe (Doise & Palmonari, 1986 ; Loubère, 2018). Trois niveaux d'ancrage seraient distingués selon Doise (1992) : l'ancrage psychologique (variation au niveau individuel), l'ancrage sociologique (« comparaisons entre groupes d'individus en fonction des positions qu'ils occupent dans un ensemble de rapports sociaux »), l'ancrage psycho-sociologique (situé entre les deux ancrages précédents). « Le phénomène d'ancrage s'opère de façon différente selon les groupes sociaux. La culture et les valeurs propres à un groupe font qu'un objet social ne sera pas intégré de la même manière et qu'il prendra une forme spécifique pour un groupe » (De Carlos, 2015). Les analyses factorielles de correspondances permettent de définir l'ancrage des représentations des différents groupes étudiés.

Les modèles d'étude des représentations se font essentiellement au travers de trois orientations théoriques dotées de moyens méthodologiques : le modèle sociogénétique (approche anthropologique par étude monographique et analyse documentaire), le modèle socio-dynamique (approche d'analyse multidimensionnelle et analyse factorielle des correspondances) et le modèle structural (permettant d'accéder au contenu de la représentation). « C'est Abric qui a enrichi le cadre théorique proposé par Moscovici en développant la théorie structurale et du noyau central. Une représentation est alors composée d'un noyau central ou système central et d'éléments périphériques » (De Carlos, 2015). On considère que deux représentations sociales sont différentes si elles n'ont pas le même noyau, une représentation sociale se construisant dans un processus historique.

La notion des représentations sociales s'intègre dans la théorie de la pensée sociale (Rouquette, 1973). Les représentations sociales trouveraient leur justification dans l'idéologie définie par les croyances, valeurs, normes, thêmata. L'idéologie serait le niveau le plus stable et transversal au groupe. Ce modèle peut être mis en parallèle avec les niveaux d'analyse de la psychologie sociale et des sciences de l'éducation (Ratinaud & Piaser, 2010). Le lien entre idéologie et représentation reste encore « peu formalisé » (Moliner & Guimelli, 2015). La théorie du noyau central possède cependant ses limites même si elle reste un outil conceptuel efficace pour l'étude des représentations sociales. En psychologie sociale, quatre notions clefs sont identifiées : l'inconscient, le conscient, le refoulement et le complexe. L'intégration de cette approche de l'individu conduit à la théorie du noyau matrice où les fonctions de signification, d'organisation et de stabilisation du noyau selon la théorie structurale sont remplacées par les fonctions de dénotation, d'agrégation et de fédération. Cette théorie voit non seulement la structure du noyau mais également son assemblage avec l'individu. Les opinions et croyances peuvent donc être autant de liens entre les individus (Moliner, 2016). Les entretiens narratifs sont plus propices à une approche selon la théorie du noyau matrice alors que les questionnaires se limitent plus à une approche selon la théorie du noyau central. Pour autant cet outil restant efficace il sera utilisé pour l'ensemble des enquêtes et entretiens. Lorsque les données le permettront une approche plus globale de la pensée de l'individu sera considérée.

L'analyse des influences entre chaque acteur de la controverse pourra également s'appuyer quant à elle, sur le concept de circulation des savoirs défini par Yves Jeanneret (Jeanneret,

2008) : « la Trivialité ». La circulation des savoirs dans la société a lieu sous la forme « d'êtres culturels », c'est-à-dire les idées et les objets (nos savoirs, nos valeurs, nos catégories politiques, nos expériences esthétiques) qui ne peuvent se transmettre dans leur « cheminement à travers les carrefours de la vie sociale », sans se métamorphoser, sans produire du nouveau, sans se charger de valeur. C'est ce phénomène qu'Yves Jeanneret nomme « Trivialité ». Les êtres culturels proviennent donc de processus sociaux, ce sont les « complexes » constitués d'objets, de textes et de représentations associées qui se diffusent à travers la société et évoluent avec le temps, les milieux dans lesquels ils naissent, se développent ou s'intègrent. Les actes de communication sont nécessaires d'après ce concept, à l'appropriation des êtres culturels et à leur existence sociale.

HOMEOCSS tentera donc de faire un lien entre les représentations des acteurs de la controverse, la circulation des savoirs controversés produits et leur appropriation, conduisant chaque individu à un positionnement paradigmatique face à cette controverse.

D. La controverse autour de la scientificité de l'homéopathie

Ce paragraphe non exhaustif construit avec la participation de deux médecins en faveur et en défaveur de l'homéopathie, se voudra volontairement très symétrique afin de ne pas entrer dans la polémique de la controverse sur la scientificité qui n'est pas l'objet de ce projet, l'objet de notre étude étant les représentations des différents acteurs sur l'homéopathie. Les quelques exemples présentés veulent uniquement mettre en lumière des points de désaccord et une certaine évolution de la controverse sur la scientificité qui est close pour certains et ne l'est pas pour d'autres. Les choix des événements et arguments relatés n'ont pas pour volonté de laisser penser que ces deniers se valent symétriquement. La symétrie volontairement choisie n'a pas pour objectif de masquer l'existence d'une évolution scientifique possiblement dissymétrique au cours du temps sur des arguments en faveur ou en défaveur de l'homéopathie.

L'homéopathie a été et est toujours très controversée au sein de la sphère publique. En effet, par son histoire, « l'homéopathie a toujours oscillé entre contestation et intégration. L'homéopathie a été découverte entre les 18e et 19e siècles par un médecin allemand Samuel Hahnemann. Dès la première moitié du 19e siècle, le succès de cette médecine non conventionnelle a été controversé et limité. L'homéopathie s'est développée dans toute l'Europe et en France essentiellement à Paris et dans les grandes villes de province [...] », (Faure, 2002).

« L'homéopathie est entourée de mysticisme, de croyances ce qui la décrédibilise aux yeux de certains et ce qui en fait le succès auprès d'autres. En effet, l'homéopathie dépasse largement les simples questions d'ordre médical » (Bariety, 1970).

L'homéopathie repose sur le principe de similitude, énoncé par Hahnemann en 1810 : « Afin de guérir d'une manière douce, prompte, certaine et durable, il faut choisir dans chaque cas de maladie un médicament, qui peut de lui-même provoquer une souffrance semblable à celle qu'il doit guérir » (Poitevin & Sarembaud, 2011). À l'issue d'un examen spécifique et approfondi, comprenant un long interrogatoire ainsi qu'un examen clinique de son patient, le médecin homéopathe doit théoriquement identifier la globalité du tableau clinique pour lui permettre de prescrire le ou les traitements homéopathiques appropriés. Pour éviter la toxicité des produits utilisés, le second principe de l'homéopathie est la dilution infinitésimale et la dynamisation de ces médicaments. Ceux-ci sont préparés grâce à une succession de dilutions/dynamisations d'une substance donnée. Pour autant, le principe de dynamisation, qui consiste en une forte agitation de chaque nouvelle dilution et qui aurait pour objectif de véhiculer une information, est remis en question par les détracteurs de l'homéopathie estimant qu'il est sans fondement scientifique. Par ailleurs le terme

« médicament » semble également remis en cause dans ce contexte, au regard, d'après les détracteurs de l'homéopathie, de l'absence de substances actives. Hahnemann a fait l'objet d'accusations par ses pairs (« profiteur », « escroc »). Le 17 mars 1835, l'Académie a adopté à l'unanimité le rapport de la commission. La nouvelle thérapeutique est accusée de « nombreuses contradictions choquantes », de « beaucoup d'absurdités palpables » et le rapport affirme que « la raison et l'expérience sont donc réunies pour repousser de toutes les forces de l'intelligence un pareil système » (Bariety, 1970). Le scandale de l'affaire de la mémoire de l'eau ou affaire Benveniste, à la fin des années 1980 et au cours des années 1990, a discrédité les travaux de l'immunologiste Jacques Benveniste et de son équipe de l'INSERM. L'Académie de médecine a condamné une nouvelle fois, en 2004, une « méthode imaginée il y a 200 ans, à partir de fondements non scientifiques ». Cette affaire qui a débuté avec la publication d'une série d'articles dans la revue « Nature » a permis l'analyse de la dynamique du processus de controverse, « à savoir la succession de trois phases de confinement, de déconfinement et de reconfinement du débat » (Ragouet, 2014). Deux arènes ont alors été définies comme au cœur de la controverse : les arènes académique et médiatique.

La controverse scientifique s'est poursuivie dans ce contexte depuis les années 2009 à nos jours impliquant différentes équipes en faveur des hautes dilutions, notamment le professeur Luc Montagnier et ses collaborateurs (Montagnier et al., 2009 ; Henry et al., 2016), prix Nobel pour la découverte du VIH. Pour autant d'autres études ont pointé l'absence d'efficacité de l'homéopathie (Lauche et al., 2015 ; Hawke et al., 2018) et l'Académie des Sciences n'a pas considéré les travaux de l'équipe de Luc Montagnier comme scientifiquement valides. Un certain nombre de médecins et scientifiques considèrent que la controverse n'existe plus dans la sphère scientifique, d'autres estimant qu'elle reste d'actualité.

Depuis 2018, une nouvelle actualité en France remet en cause la scientificité de l'homéopathie, impliquant les Académies de Médecine et de Pharmacie, la Haute Autorité de Santé et des professionnels de santé de différents collectifs. Des confrontations sur le sujet se développent de façon importante sur les réseaux sociaux (en particulier twitter) et dans les médias (journaux, radio, télévision) depuis début 2019, notamment au travers de collectifs opposés : « Fakemed » contre « un collectif de défense de l'homéopathie » regroupant les associations de médecins, de patients et les industriels du médicament homéopathique. Les uns, « Fakemed », veulent s'opposer à un « conglomérat de syndicats et de sociétés savantes d'homéopathie soutenus par les laboratoires pharmaceutiques », et remettent en cause la scientificité de l'homéopathie. Ils l'assimilent au mieux à un effet placebo en se basant notamment sur la dernière étude Australienne compilant les données en ce sens (NHMRC, 2013) ainsi que sur le rapport du conseil scientifique des académies des sciences européennes (EASAC, 2017). Les autres veulent défendre l'intégrité scientifique de l'homéopathie devant être étudiée dans un cadre de référence adapté à partir du cadre scientifique normatif. Ils se basent notamment sur la dernière étude Suisse (Bornhoft & Matthiessen, 2011) allant dans ce sens et sur l'étude EPI 3 réalisée de 2006 à 2010 (Grimaldi-Bensouda et al., 2016) par exemple.

HOMEOCSS tentera, au-delà de cette polémique omniprésente sur la scientificité qui n'est pas son objet d'étude, de comprendre les raisons sociétales de ces divergences au travers de l'analyse des représentations des acteurs impliqués. Le projet étudiera également l'impact que la communication de données controversées par des experts scientifiques impliqués, peut avoir sur leur carrière et réputation. Tout à la fois, ce projet analysera les laboratoires pharmaceutiques sous un nouvel angle afin de définir si leurs enjeux communicationnels restent restreints, comme cela est souvent évoqué, à une rentabilité financière, ou si d'autres motivations conditionnent leur positionnement.

E. Différence d'implication des citoyens européens dans la controverse et facilitation de l'accès à l'homéopathie par le Conseil de l'Europe

L'OMS en 2002 (OMS, 2002) différencie les médecines conventionnelles des médecines non conventionnelles ou complémentaires qui sont employées en parallèle dans les pays développés (Europe, Amérique du Nord). Parmi les médecines non conventionnelles, les plus fréquentes et les mieux reconnues au niveau européen, il y a l'homéopathie. L'Europe a choisi le terme de « médecine non conventionnelle (MNC) » dans ses textes officiels. Le 29 mai 1997, le Parlement européen a proposé une première résolution afin d'inciter à la reconnaissance de ces médecines non conventionnelles à partir d'études menées sur leur efficacité et leur innocuité. Puis le Conseil de l'Europe a adopté une nouvelle résolution le 11 juin 1999 dans le but de faciliter l'accès de ces médecines non conventionnelles à chaque citoyen européen. Il souhaite qu'une meilleure harmonisation se réalise entre chaque état (Commission européenne, 1999).

L'étude de recherche CAMbrella financée par un projet européen (CAMbrella, 2012) et réalisée de janvier 2010 à décembre 2012 dans 39 pays européens a permis de dresser un bilan dans l'utilisation et la réglementation de chaque médecine non conventionnelle dont l'homéopathie. Au travers de cette enquête, on constate que la popularité de ces thérapies diffère fortement en fonction des pays. Parmi les MNC, l'homéopathie est considérée comme la plus utilisée en Europe. Néanmoins aucune loi européenne n'a été votée pour la reconnaissance officielle de l'homéopathie, ce qui aboutit à une variabilité des pratiques. La nouvelle législation européenne réglemente la mise sur le marché des médicaments homéopathiques mais n'uniformise pas les pratiques entre les pays.

L'augmentation des ventes de médicaments homéopathiques en Europe est régulière depuis une quinzaine d'années selon les chiffres du rapport de l'European Coalition for homeopathic and Anthropoposophical Medicinal Products (ECHAMP) de 2013 et 2011 (ECHAMP, 2013).

Selon le Parlement européen, entre 20 et 50% des citoyens des États membres utilisent une médecine non conventionnelle. Le rapport de 2011 de l'ECHAMP (ECHAMP, 2011) estime que 20 à 25% des Européens utilisent des médicaments homéopathiques et que 100 millions d'Européens font confiance à l'homéopathie. Les trois quarts des Européens sont conscients de l'existence de l'homéopathie et 29% de cette fraction l'utilisent pour leurs soins de santé.

Des différences culturelles : exemple de la France et la Pologne (Leroy, 2014 ; Feuillette, 2015) :

1)-La France est le premier pays consommateur et exportateur. Le dernier sondage IPSOS 2018 indique que 77% des Français ont déjà pris de l'homéopathie au cours de leur vie et que 58% en ont pris plusieurs fois. 76% ont une bonne image des médicaments homéopathiques. D'après le sondage IPSOS 2012, 56% des Français utilisent l'homéopathie pour se soigner dont 36% de façon régulière. Ce sondage indiquait par ailleurs que 77% des Français souhaiteraient que l'homéopathie soit prescrite plus souvent en première intention. 90% des Français désirent que les professionnels de santé soient mieux formés et plus compétents avec une formation intégrée dans le cursus. 44% des français se sentent très mal informés sur cette thérapeutique. En France tous les praticiens de santé reconnus peuvent prétendre à prescrire des traitements homéopathiques et sont les seuls à pouvoir obtenir un diplôme officiel. Les politiques de remboursement des médicaments homéopathiques sont continuellement remises en cause par les différents gouvernements. La majeure partie des remboursements se fait d'ailleurs par la complémentaire santé.

2)-La Pologne est le 11e pays consommateur et le 8e pays exportateur. Des sondages équivalents montrent que seulement 50% des habitants polonais connaissent l'homéopathie et que

30% des Polonais l'ont déjà utilisée. Les professionnels de santé pouvant prescrire ces traitements sont privés. Seuls les praticiens reconnus, comme en France, peuvent prétendre à obtenir un diplôme de spécialité en Homéopathie. Les médicaments ne sont pas pris en charge et donc non remboursés. Sans connaissance précise des principes de l'homéopathie, la population dit rester sceptique face à cette médecine.

HOMEOCSS s'appuiera sur les données issues de rapports européens et de recherches européennes portant sur les médecines non conventionnelles et plus particulièrement sur l'homéopathie, afin d'analyser le positionnement des citoyens au sein de cette controverse.

3. MÉTHODOLOGIE DU RECUEIL DE DONNÉES ET DE L'ANALYSE

Un groupe de travail pluridisciplinaire permettra de mener à bien ce projet prévu sur quatre à six années selon la chaîne de valeurs présentée en figure 2.

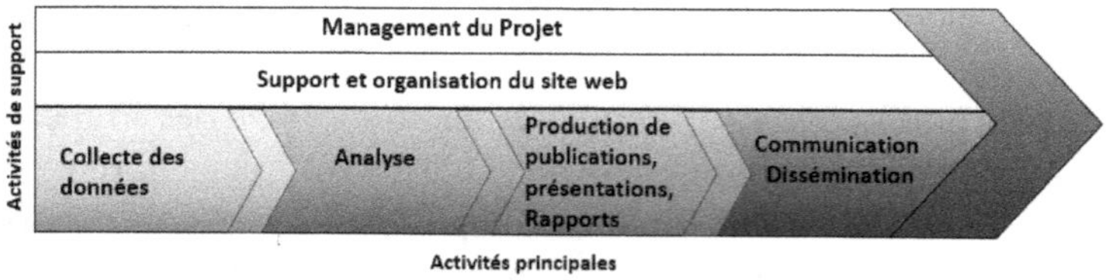

Figure 2 : Chaîne de valeurs du Projet HOMEOCSS

A. Description de la méthodologie générale du recueil de données

Des acteurs de la controverse seront étudiés comme des objets d'étude OBJ (9 objets étudiés de OBJ1 à OBJ9, Figure 3) dans chacun des pays. Une analyse comparative, prenant en compte le contexte socio-culturel, permettra de mieux comprendre les différences de représentations et jeux d'influence mis en place au sein de la communication des sciences pour chaque acteur étudié. Sera détaillé ci-dessous chaque objet d'étude analysé. Les mêmes objets d'étude et les mêmes enquêtes seront menés en Pologne après traduction des questionnaires français en polonais.

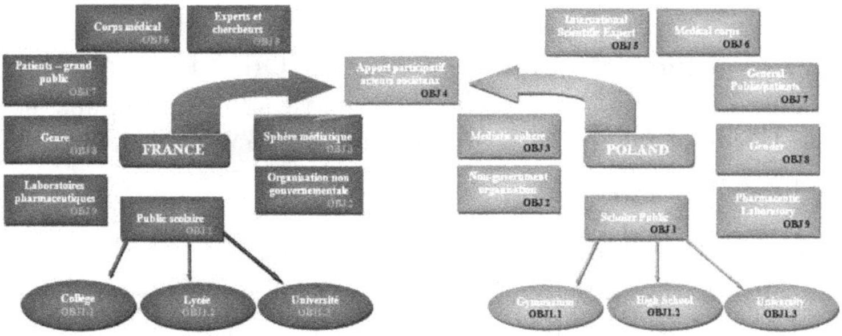

Figure 3 : Méthodologie comparative de la controverse sur l'Homéopathie sous forme d'objets d'étude France-Pologne

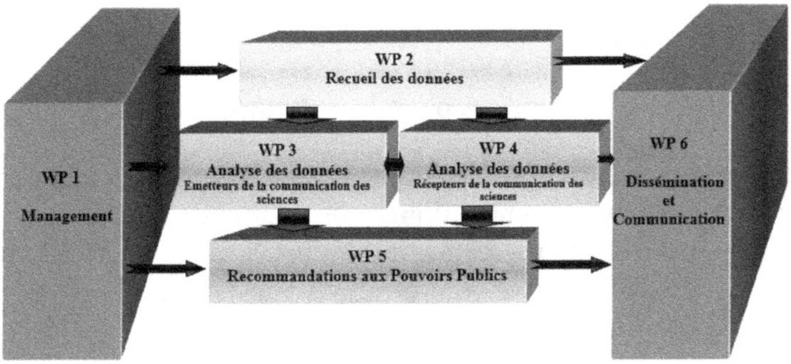

Figure 4 : Plan de travail sous forme de Work packages du Projet HOMEOCSS

L'approche méthodologique des OBJ se fera dans un cadre organisé en Work packages de WP1 à WP6. Les WP1 et WP6, respectivement « Management » et « dissémination/ communication des données », auront lieu sur la durée complète du projet et seront en interaction fonctionnelle continue avec les 4 autres WP.

Les quatre autres work packages (figure 4), regrouperont les approches méthodologique et analytique : WP2, WP3, WP4 et WP5 :

WP2 - Recueil de données : chaque OBJ de 1 à 9 sera concerné et un recueil de données à partir soit d'entretiens, soit de questionnaires, soit de la sphère médiatique, sera réalisé en début de projet.

WP3 – Analyse des données sur les émetteurs de la communication des sciences : seront regroupés ici tous les acteurs initiateurs de la communication des sciences.

- OBJ3 la sphère médiatique,

- OBJ5 les experts et leurs recherches,

- OBJ6.1 le corps médical prescripteur

- OBJ8 genre

- OBJ9 les laboratoires pharmaceutiques.

Cette analyse en milieu de projet permettra de pointer la façon dont les données sont initialement communiquées dans la sphère sociétale et permettra de définir le positionnement des acteurs étudiés. Des cartes conceptuelles seront produites à l'issue.

WP4 – Analyse des données sur les récepteurs de la communication des sciences : seront regroupés ici tous les acteurs récepteurs de cette communication.

- OBJ1 le public scolaire

- OBJ2 les organisations non gouvernementales

- OBJ6.2 le corps médical en formation

- OBJ7 le grand public - patients

- OBJ8 genre

Cette analyse parallèle au WP3 permettra de voir l'impact de la communication des sciences sur les acteurs impliqués en fonction de leurs représentations associées et de leur positionnement. Des cartes conceptuelles seront produites à l'issue.

WP5 – Préconisations pour les pouvoirs publics

L'analyse complète en fin de projet permettra la production d'une cartographie de la controverse pour chaque pays étudié, d'un rapport présentant une analyse comparative ainsi que des propositions d'amélioration de la communication science-société.

Publics ciblés par les OBJ – Objets d'Etude :

OBJ 1 : PUBLIC SCOLAIRE

Les publics scolaire et universitaire seront soumis à un questionnaire commun. Les spécialités du public universitaire étudié seront corrélées à l'analyse : une analyse portant sur sport et santé pour une étude sur des étudiants en faculté de sport ou encore une approche comparative entre des étudiants de médecine, de biologie et de psychologie.

OBJ 2 : ORGANISATION NON GOUVERNEMENTALE

Des associations de défense de l'homéopathie seront identifiées et répertoriées dans le contexte du corps médical ciblé (OBJ6) et du grand public utilisateur d'homéopathie (OBJ7).

OBJ 3 : SPHÈRE MÉDIATIQUE

La sphère médiatique sera étudiée au travers des quotidiens nationaux, des magazines de vulgarisation scientifique et de santé et également sous l'angle du web social.

OBJ 4 : APPORT PARTICIPATIF ET COLLABORATIF DE LA SOCIÉTÉ CIVILE ET DES ACTEURS DE TERRAINS

« Dans plusieurs domaines des sciences sociales et humaines et même dans les sciences dites dures, la recherche appartient de moins en moins à un monde « à part » de spécialistes éloignés du terrain. Une telle orientation engendre des façons différentes de faire de la recherche, une méthodologie alternative, dirait-on, qui va dans le sens de valoriser un processus de production des connaissances réalisé de concert avec les acteurs concernés » (Anadon, 2007).

Callon et al. (2001), soulignent la différence entre « recherche confinée, représentative du modèle traditionnel, et la recherche de plein air, qui permet à des praticiens de participer à des recherches qui les concernent ».

Dans le cadre des recherches participatives, l'une des formes qui nous intéressera particulièrement dans cet objet d'étude 4 et qui y sera déployée est la recherche collaborative. Dans cette forme participative, « la distinction est maintenue entre chercheurs et praticiens [...] Les finalités de la recherche participative doivent permettre de conduire à la fois à des « développements théoriques [...] mais aussi à des « retombées pratiques, prenant en compte dans l'écriture même des résultats la voix des praticiens » (Anadon, 2007).

Participation d'acteurs de la société civile dans le recueil des données et dans la phase méthodologique :

-Des acteurs de terrain de toute tendance sur l'homéopathie ont participé à la modification de certains questionnaires établis, notamment de l'OBJ6-corps médical.
-Des acteurs de terrain ont aidé à diffuser les questionnaires pour l'ensemble des objets d'étude.

-Des listes de contacts pour la réalisation d'entretiens des OBJ5-experts et chercheurs et OBJ6-médecins ont été apportées par des acteurs de la société civile.
-Une participation à l'écriture de l'ouvrage portant sur le paragraphe présentant la « controverse sur la scientificité » a également été apportée de la part de protagonistes favorables et défavorables à l'homéopathie.

Les acteurs ayant participé sont des Unités Régionales de Praticiens de Santé, des associations de médecins et de patients faisant la promotion de l'homéopathie, des membres de regroupements/collectifs en défaveur de l'homéopathie, des établissements scolaires (collège et lycée), des UFR de médecine/pharmacie, SVT et psychologie mais également des participants individuels de tous bords.

OBJ 5 : LA SPHÈRE ACADÉMIQUE

Les experts en homéopathie mais également les chercheurs en santé non spécialistes sur le sujet qu'ils aient une double valence médicale ou non, seront interrogés. Les données seront recueillies à l'aide d'entretiens narratifs. Un questionnaire adressé au grand public permettra également de recueillir des données sur le sujet.

OBJ 6 : CORPS MÉDICAL

Le corps médical sera étudié sous l'angle des médecins et pharmaciens favorables à l'homéopathie ou non, aussi bien de façon directe sous forme d'entretiens semi-directifs qu'au travers de questionnaires. Une distinction sera faite si cela semble nécessaire et possible lors de l'analyse, entre les praticiens prescripteurs 6.1 (émetteurs de la communication) et les praticiens en formation 6.2 (récepteurs de l'information).

OBJ 7 : GRAND PUBLIC

Le grand public sera analysé sous l'angle des patients de façon directe par entretiens narratifs et questionnaires afin de rendre compte et mieux comprendre l'expérience de consultation en homéopathie et afin de distinguer les représentations des protagonistes qui y sont ou non favorables. La dimension de l'âge des patients sera prise en compte dans l'analyse des données.

OBJ 8 : LE GENRE UNE DIMENSION TRANSVERSALE AU PROJET

Différents travaux montrent que les questions de santé sont traversées par des logiques de genre. Notre recherche tente dans ce sens d'appréhender cette dimension de manière transversale en tenant compte de ses différents objets d'étude :

-D'une part, elle permettra de distinguer les différences ou non de représentations des garçons et filles de l'homéopathie au sein du public scolaire et universitaire étudié. Au-delà de ces représentations, l'étude pourrait permettre également de comprendre si la prise de médicaments homéopathiques chez un public d'enfants, d'adolescents et de jeunes adultes, diffère selon le sexe et l'âge.

-D'autre part, elle sera convoquée au regard de la sphère médicale et des praticiens de santé. Elle permettra d'identifier si, et comment, la différenciation sexuée s'opère chez les médecins et pharmaciens. Il s'agira notamment de comprendre les raisons ou les motivations ayant présidé au choix par les praticiens de la spécialisation en homéopathie, ainsi que leurs pratiques.

-Par ailleurs, l'étude de la sphère du grand public et des patients permettra aussi d'analyser la manière dont les histoires de santé ayant poussé les patients à s'orienter vers l'homéopathie sont porteuses ou pas de déterminants genrés.

-L'approche du genre sera enfin réalisée au sein de la sphère familiale en définissant comment les hommes et les femmes investissent le web social, notamment au travers de forums de santé où, de prime abord, prédomine la présence féminine. Il s'agira de saisir l'ampleur de cette prédominance et les dynamiques de genre mises en œuvre.

OBJ 9 : LABORATOIRES PHARMACEUTIQUES

Des laboratoires pharmaceutiques impliqués ou non dans la production et vente de médicaments homéopathiques seront identifiés. Des entretiens narratifs de dirigeants permettront de mieux comprendre la communication mise en place entre les laboratoires pharmaceutiques et les citoyens. Un questionnaire adressé au grand public sur le sujet permettra d'en analyser sa perception.

B. Recueil de données - Approche méthodologique commune à la majorité des objets d'Etude

Dans le respect de la nouvelle réglementation européenne sur la protection des données RGPD applicable depuis le 25 mai 2018, lors de la soumission des questionnaires et des entretiens, une demande de consentement écrite/orale enregistrée portant sur l'anonymat des données sera au préalable soumise afin d'avoir l'accord du public étudié. Les données seront rendues anonymes une fois leur obtention. Les personnes seront informées de leurs droits d'accès, de rectification des données et de suppression du consentement. La durée de conservation des données sera renseignée et il sera indiqué que la conservation active des données aura lieu sur la durée du projet puis les données seront archivées définitivement. L'ensemble de ces informations sera accessible sur le site web du projet à l'adresse www.projet-homeocss.com. L'ensemble des données sensibles sera sécurisé par le logiciel de cryptage Axcrypt version 2.1.1573.0 couplé à un mot de passe fort. Les données cryptées seront sauvegardées également sur des supports externes.

D'autres approches méthodologiques non communes à la majorité des objets d'étude seront utilisées afin de recueillir des données notamment provenant de la sphère médiatique. Ces approches seront présentées de façon détaillée au sein de l'objet d'étude en question.

B.1. Les questionnaires (OBJ1, OBJ2/6, OBJ2/7, OBJ5, OBJ9)

« Le questionnaire reste à l'heure actuelle la technique la plus utilisée dans l'étude des représentations. Le questionnaire permet d'introduire les aspects quantitatifs fondamentaux dans l'aspect social d'une représentation : [...] Les méthodes d'analyse récentes renforcent la place privilégiée du questionnaire » (Abric, 2011).

Par ailleurs le questionnaire apporte une standardisation ajoute Abric (2011), « réduisant les risques subjectifs du recueil et les variations interindividuelles de l'expression des sujets ». Cependant cette standardisation détermine aussi des limites. Abric précise que le « questionnaire limite nécessairement l'expression des individus aux strictes interrogations qui lui sont proposées et qui peuvent éviter les propres interrogations du sujet. L'un des moyens de réduire ces difficultés est l'utilisation de questions plus ouvertes, proposant à l'enquêté un large éventail de réponses, c'est-à-dire lui offrant la possibilité de mettre en œuvre sa propre démarche ». Il faut valoriser l'activité de la personne interrogée.

Dans ce sens les questionnaires établis comporteront certaines approches basées sur les modèles des échelles d'attitude de type Likert, demandant de prendre position envers un énoncé exprimant ainsi son degré d'accord et de désaccord. Les questionnaires établis comporteront également certaines questions construites dans le cadre des techniques de caractérisation demandant au sujet d'effectuer un travail de classement ou de hiérarchisation. Ils seront essentiellement construits dans le cadre de propositions de questions ouvertes permettant l'identification du noyau central. L'analyse de similitude permettra d'identifier le noyau central du noyau connexe, « c'est précisément sur la recherche de cette distinction quantitative qu'est basée l'analyse de similitude puisqu'elle permet d'identifier les items les plus connexes dans un ensemble discursif se rapportant à une représentation. Cependant cette hypothèse de centralité doit être confirmée à partir d'une analyse qualitative ». (Moliner et al., 2002). « Certains éléments périphériques peuvent être particulièrement saillants au point de paraître comme centraux : on parle d'éléments périphériques « suractivés ». Il peut donc exister un lien conditionnel fort entre cet élément périphérique et un élément du système central » (De Carlos, 2015).

Plus le recueil de données est grand, plus l'aspect quantitatif est important. Le projet HOMEOCSS s'appuiera sur le fait que la loi des Grands Nombres indique qu'une étude statistique peut être réalisée au-dessus de 30 réponses recueillies : « la loi de distribution est approximativement laplacienne si l'échantillon est nombreux (N grand), quelle que soit la forme de distribution du caractère de la population. Un grand échantillon est en général lorsque N > 30 » (Gremy et Salmon, 1969). Nous viserons donc arbitrairement un minimum de 100 réponses pour traiter les données afin d'avoir un N le plus grand possible et en adéquation avec la faisabilité du recueil de données auprès des publics ciblés.

Les questionnaires seront établis à partir du logiciel libre LimeSurvey version 2.65.0, et écrit initialement par Jason Cleeland, afin d'être accessibles en ligne. L'ensemble des questionnaires et réponses sera enregistré sur la plateforme du serveur des sondages de l'Université de Bourgogne qui est sécurisée et qui héberge ce logiciel. LimeSurvey est un logiciel de sondages et d'enquêtes statistiques en ligne disponible dans plus de 80 langues. Il offre des fonctionnalités avancées telles que l'obtention de statistiques ou de graphiques. Les sondages créés seront dans nos cas ouverts au grand public (mis en ligne sur le site web) ou à des publics ciblés (uniquement adressés par mail) et seront anonymes. Dans certains cas afin d'éviter une redondance de réponses issues d'un même utilisateur, les adresses IP seront enregistrées pour contrôle puis les données seront rendues anonymes. Des versions papier des questionnaires seront aussi à disposition sur le site web du projet pour les utilisateurs souhaitant préférentiellement répondre par cette voie. Les données seront ajoutées au traitement.

B.2. Les entretiens semi-directifs (OBJ2/OBJ6, OBJ3)

L'entretien est un outil majeur de recueil des représentations, tout comme le questionnaire. Différentes formes d'entretiens existent : directif, semi-directif et non directif. L'entretien semi-directif, contrairement à l'entretien directif pour lequel les réponses sont peu développées, permet d'alterner des « moments de type directif au cours desquels l'interviewer intervient pour guider le sujet, le questionner, lui faire aborder certains points et des moments non directifs au cours desquels l'interviewer s'attachera essentiellement à soutenir le discours du sujet, à faciliter son expression et l'exploration du thème abordé » (Moliner et al., 2002). « Cette technique se traduit donc par la production d'un discours » (Abric, 2011). Ces entretiens seront effectués à usage complémentaire en parallèle du recueil de données par questionnaire. Ils permettront de contextualiser les résultats obtenus par questionnaire et d'apporter des éléments complémentaires pour leur interprétation (Blanchet & Gotman,1992).

Différentes limites sont néanmoins existantes (Abric, 2011) : le discours est soumis à des règles d'énonciation rendant parfois moins libre le locuteur pouvant ainsi entacher la fiabilité des résultats, la situation d'entretien est une « situation d'interaction finalisée » qui peut rendre difficile la distinction entre l'opinion du sujet ou le contexte, et pour finir l'utilisation des méthodes d'analyse de discours sont soumises à interprétation. Abric (2011) nous indique que ces limites ne remettent pas en cause l'utilisation des entretiens mais montrent l'intérêt de leur associer d'autres approches telles que celles des questionnaires.

Les entretiens semi-directifs se feront de façon téléphonique ou en présentiel sur une durée de 30 min à 1h et seront enregistrés avec consentement préalable. L'interviewer adoptera une attitude d'empathie (comprendre le sujet), d'acceptation inconditionnelle (éprouver de l'intérêt pour le sujet) et d'attitude non directive (pas d'intervention pouvant faire modifier ce qui est dit) comme le préconise Moliner et al., 2002.

Le nombre d'entretiens semi-directifs se poursuivra jusqu'à l'obtention de l'effet de saturation, c'est-à-dire jusqu'à ce que les entretiens recueillis n'apportent plus de « valeur ajoutée à la connaissance sociologique de l'objet étudié » (Abric, 2011). Les données bibliographiques indiquent que cet effet de saturation variable a souvent lieu entre 10/12 et 30 entretiens recueillis (Poupart et al, 1997 ; Guest et al., 2006).

B.3. Les récits de vie ou entretiens narratifs (OBJ2/OBJ7, OBJ5, OBJ9)

Le récit de vie ou entretien narratif non directif, est un entretien au cours duquel « un chercheur demande à un sujet de lui raconter tout ou partie de son expérience vécue en mettant l'accent sur l'aspect vie sociale [...] Un grand nombre d'informations fiables pourront être prélevées notamment en lien avec l'étude des systèmes de valeurs, de croyances, mais également sur le fonctionnement d'un fragment de la société. » (Bertaux, 1997).

La limite du récit de vie est l'incertitude de sa véracité. Un nombre varié de récits de vie de sujets ayant vécu « au sein de la même pièce de la mosaïque sociétale » (Becker, 1988) permet de pallier la difficulté de la véracité, « car si chaque récit est en soi invérifiable, ce que chacun dit d'une même partie du tout sociétal à travers l'expérience qu'il/elle en a eue directement peut être mis en rapport avec ce qu'en disent les autres. C'est ainsi que les récits de vie en tant que témoignages se recoupent, se consolident mutuellement, se confirment [...] » (Bertaux, 1997).

Les entretiens narratifs seront soit à usage principal soit à usage complémentaire pour l'analyse et l'interprétation des données, selon les objets d'étude. Ils se feront de façon téléphonique ou en présentiel sur une durée de 45 minutes à 2 heures et seront enregistrés avec consentement préalable. L'interviewer adoptera une attitude d'empathie (comprendre le sujet), d'acceptation inconditionnelle (éprouver de l'intérêt pour le sujet) et d'attitude non directive (pas d'intervention pouvant faire modifier ce qui est dit) comme le préconise Moliner et al., 2002.

Le nombre d'entretiens narratifs se poursuivra jusqu'à l'obtention de l'effet de saturation, c'est-à-dire jusqu'à ce que les entretiens recueillis n'apportent plus de « valeur ajoutée à la connaissance sociologique de l'objet étudié » (Abric, 2011). Les données bibliographiques indiquent que cet effet de saturation variable a souvent lieu entre 10/12 et 30 entretiens recueillis (Poupart et al, 1997 ; Guest et al., 2006).

C. Description de la méthodologie de l'analyse des données : outils d'analyse des représentations sociales

La représentation sociale est à la fois « le produit et le processus d'une activité mentale par laquelle un individu ou un groupe reconstitue le réel auquel il est confronté et lui attribue une signification spécifique » (Abric, 1987). L'analyse sémantique de discours permet dans un premier temps l'analyse du contenu donc du « produit » des représentations sociales. « Elle doit permettre de dépasser le simple relevé de l'univers d'opinions car les opinions exprimées ne peuvent nous renseigner pleinement sur le contexte, les critères de jugement ou les concepts qui les sous-tendent » (Dany, 2016). Elle pourrait également permettre dans un second temps d'analyser le « processus » par la « mise à jour des logiques psycho-sociales sous-jacentes qui régulent la production de tel ou tel contenu et leurs fonctions » (Dany, 2016).

L'analyse des représentations ne devra pas se limiter à une analyse de contenu sans permettre également « une analyse de la pensée constituante qui donne forme et sens au contenu » (Doise, 1992). Une autre limite est pointée par Jodelet (1989) indiquant que les représentations « circulent dans les discours, sont portées par les mots, véhiculées dans les messages et images médiatiques, cristallisées dans les conduites et les agencements matériels ou spatiaux ». Dany (2016) met en lumière qu'une « telle diversité des modalités d'expression de ce savoir, même lorsqu'elles disposent d'une certaine saillance ne rend pas pour autant ce savoir identifiable en première intention par l'acteur social et le chercheur malgré cette accessibilité formelle dans l'espace social. Se pose dans ce contexte la question de la pertinence potentielle de telle ou telle source pour l'analyse de la représentation ».

Les logiciels d'analyse qui seront utilisés pour l'analyse qualitative de discours sont en mesure d'effectuer un traitement du corpus de données de façon plus ou moins autonome. Ils permettent une analyse de contenu d'un document/discours en recherchant les informations, en dégageant le sens et en classant sans intuition ni subjectivité. L'analyse textuelle lexicométrique permettra une approche qualitative et quantitative, permettra d'identifier les traces observables dans le discours (adverbes, noms, enchainements …) mais également d'analyser les variations permettant une typologie des discours. Les logiciels permettront *in fine* d'identifier le noyau central, sa périphérie et l'ancrage des représentations sociales étudiées.

C.1. Le logiciel d'analyse TROPES version 8.5

Le logiciel Tropes est un logiciel libre, développé par Pierre Molette et Agnès Landré sur la base des travaux de Rodolphe Ghiglione, permettant une analyse sémantique de discours de type lexicométrique. Il permet des analyses fréquentielles et des analyses de similitudes permettant d'identifier le noyau et la périphérie de la représentation sociale. Il permet de comprendre quels sont les principaux acteurs à l'œuvre dans le discours, quelle est la structure des relations qui les lient et quelle est la hiérarchie de ces relations et leur évolution.

Ce logiciel sera utilisé par le projet HOMEOCSS dans le but d'identifier le style et la mise en scène verbale du discours en fonction des indicateurs statistiques récupérés lors de l'analyse. Il sera également utilisé au besoin afin d'identifier les propositions remarquables obtenues par contraction du texte suite à un traitement d'analyse cognitivo-discursive pour les extraire. Ces propositions remarquables introduisent des thèmes ou personnages principaux qui expriment des évènements nécessaires à la progression de l'histoire (attributions causales, conséquences, résultats, buts).

C.2. Le logiciel d'analyse IRaMuTeQ version 0.7 alpha 2

Le logiciel IRaMuTeQ est un logiciel libre de Pierre Ratinaud permettant les analyses multidimensionnelles de textes et de questionnaires. Grâce à son interface avec le logiciel de statistique R, il utilise des clés d'analyse équivalentes aux clés catégorielles d'ALCESTE. Des analyses de type ALCESTE sont possibles notamment *via* la classification hiérarchique descendante (CHD). Il permet des analyses fréquentielles (nuages de mots), des analyses de similitudes (ADS) permettant d'identifier le noyau de la représentation sociale et sa périphérie, et des analyses factorielles des correspondances s'appuyant sur une analyse statistique de type Khi 2 (AFC) permettant d'identifier l'ancrage de la représentation sociale.

Deux types d'analyses seront principalement utilisés par le projet HOMEOCSS à l'aide de ce logiciel : l'identification du noyau et de la périphérie de la représentation sociale ainsi que l'identification de son ancrage :

Identification de l'ancrage : « L'AFC, basée sur des calculs d'inertie du nuage de mots que constitue un corpus, fait davantage apparaître les oppositions ou rapprochements. Elle détermine pour cela des facteurs sur lesquels les formes se distribuent. […] Leurs représentations graphiques du nuage de points sont bidimensionnelles, dans l'hyperplan défini par les deux premiers facteurs. » (Salone, 2013).

Identification du noyau et sa périphérie : « L'ADS envisage les corpus d'une façon complètement différente. L'approche est davantage locale, reposant sur des propriétés de connexité du corpus. Elle aboutit à une représentation graphique en arbre (maximal value et connexe), où les nœuds sont les formes, et où il est possible de faire apparaître des communautés lexicales. » (Salone, 2013).

PARTIE 2 :

CONTENU DES OBJETS D'ÉTUDE

1. LE PUBLIC SCOLAIRE ET ÉTUDIANT

Dalila KESSOUAR[1,3], Sandrine ESQUIROL-PAQUEROT[2], Robert ANDRES[2] & Jefferson DEGBOE[4]

[1] *Université de Bourgogne-Franche-Comté*
[2] *Institut National Supérieur du Professorat et de l'Education, Dijon*
[3] *Laboratoire CIMEOS, Dijon*
[4] *Professeur de SVT, Etablissement scolaire du second degré, Nancy*

Introduction

L'Objet d'étude 1 (OBJ1) porte sur l'étude des représentations de l'homéopathie chez un public scolaire et universitaire. Il s'agira de définir la ou les représentations de l'homéopathie chez ce public en fonction d'éléments contextuels à travers l'étude de leurs usages, leurs valeurs, leurs croyances et leurs opinions de l'homéopathie. Cette étude permettra également de comparer les représentations des différents niveaux scolaires ciblés afin de définir l'existence potentielle d'une évolution des représentations en fonction de l'âge, ou encore en fonction des spécialités disciplinaires concernant le public universitaire. Il s'agira donc de déterminer dans quelle mesure les élèves et/ou étudiants constituent un ou plusieurs groupes de représentations face à l'objet homéopathie et de déterminer quels sont les éléments représentatifs qui influencent cette répartition.
En sociologie, on peut parler de groupe constitué vis-à-vis d'un objet dans la mesure où il existe une représentation commune de cet objet, comme cela a été évoqué dans le cadre théorique de cet ouvrage.

Qu'est-ce qu'une représentation ? Comment s'organise-t-elle ? Il apparaît alors qu'une représentation est un ensemble structuré qui s'organise autour d'éléments centraux qui vont constituer le noyau dur de la représentation, c'est-à-dire des éléments qui font consensus et qui sont donc partagés par l'ensemble du groupe (Verges, 1994).

À côté de ce noyau dur, se trouvent des éléments périphériques qui vont constituer des variables dues à l'expérience et donc à la subjectivité de chacun. Les éléments périphériques ne peuvent entrer en conflit avec le noyau dur, c'est-à-dire le modifier au point de le dénaturer. Si c'est le cas, il s'agit alors d'une autre représentation, ou tout du moins, d'un groupe distinct vis-à-vis de l'objet étudié.

L'étude menée à partir de l'observation de ce public devrait donc permettre de fixer les enjeux suivants :

-Déterminer la ou les représentations de l'homéopathie de jeunes inscrits dans un contexte scolaire et universitaire.
-Favoriser une approche diachronique : en définissant si à l'intérieur de ce même public, des variantes significatives sont observables en fonction de l'avancée en âge.
-Favoriser une approche synchronique : en définissant si au sein d'un public d'une même tranche d'âge, selon la spécialisation des contenus d'enseignement (cf. public universitaire), il est observé des différences significatives.

Des études menées par la recherche européenne CAMBRELLA[1] et ECHAMP (CAMbrella, 2012) montrent que sur 21 pays européens, la France est le premier pays consommateur de remèdes homéopathiques. Il serait intéressant de mener à la suite de cette étude d'une part une analyse comparative dans un cadre européen et d'autre part de définir dans quelle mesure les éléments contextuels/culturels d'un pays peuvent orienter le positionnement face à l'homéopathie.

---

[1] CAMbrella est un réseau de recherche paneuropéen pour les Médecines Complémentaires et Alternatives (CAM) mené par un consortium de 16 Pôles universitaires dans 12 pays européens afin d'établir les besoins, l'intérêt et la pertinence des CAM pour les citoyens européens, dont les travaux sont financés par la Commission européenne.

Publics visés

Pour mener cette étude, le public retenu est composé de jeunes scolarisés de 11 à 21 ans. Ce public comprend d'une part, des élèves du secondaire, d'autre part, des étudiants :

-Le public du secondaire est composé d'élèves de cycle 3 qui ont entre 10-11 ans, d'élèves de cycle 4 âgés de 11-12 ans, ainsi que de lycéens âgés de 16-17 ans.
-Le public universitaire est composé d'étudiants qui ont entre 18 et 21 ans et qui sont issus de sections universitaires différentes : étudiants en Médecine et en Pharmacie, étudiants en Psychologie et étudiants en SVT (Sciences de la vie et de la Terre).

En ce qui concerne le public universitaire, les sections retenues l'ont été en fonction de leurs liens avec le soin, la médication et la compréhension du corps, mais selon des approches et dominantes différentes : l'une principalement en lien avec les traitements et les soins (étudiants d'UFR Médecine et Pharmacie), l'autre d'ordre psychologique (étudiants d'UFR Psychologie), c'est-à-dire principalement en lien avec l'esprit/la psyché, la dernière majoritairement physiologique (étudiants d'UFR SVT), en lien avec le fonctionnement du corps et ses explications scientifiques. Afin de réaliser le recueil de données et d'atteindre le public universitaire visé, une demande d'accord auprès des doyens de chaque UFR a été soumise.

Concernant le public scolaire, un contact préalable avec le directeur d'école ou le chef d'établissement, par le biais d'un courrier ou d'une prise de rendez-vous, a été nécessaire afin de lui demander l'autorisation d'intervenir dans son établissement et lui présenter l'étude (description du projet de recherche, public sollicité par le projet, indication de manière précise sur ce qui va être demandé à l'établissement, précision sur ce qu'apportera ce projet de recherche à l'établissement). Suite à cette première demande, un courrier à destination des parents a été élaboré, avec un formulaire de consentement double, afin de recueillir l'autorisation de la participation de leur enfant à l'étude, mais également recueillir l'autorisation de leur enfant. La transmission de ce document a été réalisée par le biais de l'enfant.

Contenu des questionnaires

Afin d'appréhender les enjeux fixés, deux questionnaires ont été soumis. Les questionnaires sont administrés soit en ligne par l'intermédiaire d'un sondage en ligne (logiciel libre LimeSurvey version 2.65.0), soit sur papier pour des raisons de logistique. Ces questionnaires seront traduits en polonais après la première partie d'analyse afin d'entrer dans l'étude comparative France-Pologne.

Hypothèses explicatives

Les questionnaires ont été construits afin de mettre à jour dans quelle mesure les habitudes de médication dans le cadre familial peuvent influencer les représentations de l'homéopathie chez un jeune public (cf. Public scolaire). Concernant le public universitaire, il s'agit principalement de déterminer dans quelle mesure la formation influence la représentation des étudiants.
Pour l'ensemble du public, scolaire et universitaire, il s'agira également d'observer si la notion de genre est une variable significative dans la construction des représentations de l'homéopathie.

Le questionnaire indirect Q1 :

1)-Cite les médicaments qui te viennent à l'esprit pour te soigner ?
2)-Qui te donne ces médicaments ?
Mon père □ Ma mère □ Autres :
3)-Qui les achète ?
4)-Dans quels cas utilises-tu ces médicaments ?
5)-Cite d'autres manières de te soigner que par des médicaments.

Ce premier questionnaire, qui comporte 5 questions, possède principalement une fonction contextualisante. Il s'agit d'un questionnaire très général qui interroge sur les habitudes de médication dans un contexte familial. Aucune mention explicite n'est faite à l'homéopathie. Il s'agit de questions ouvertes de sorte à proposer une ouverture optimale de l'expression. Seule la question 2 est de nature semi-ouverte avec toutefois une possibilité de réponse ouverte avec la catégorie « autre ».

Objectif 1 : faire émerger la place qu'occupe l'homéopathie dans le processus quotidien de médication (question 1). La question 5 permettra de déterminer si l'homéopathie est considérée comme un mode de soin plus qu'un médicament, si cette dernière y est citée. La question 4 permettra, selon les réponses, d'identifier un lien entre médicaments et maladies ou symptomatiques.

Objectif 2 : la question du genre.

- Définir la prise en charge de la médication par le père et/ou la mère
- Définir une éventuelle différence significative dans la prise en charge autonome de la médication par les filles ou les garçons
- Comprendre si ces éléments sont révélateurs de différences dans les représentations de l'homéopathie.

Le questionnaire direct Q2 :

Le questionnaire 2, qui comporte 8 questions, porte quant à lui spécifiquement et de manière explicite sur l'homéopathie.

1)-Cite des mots qui te viennent à l'esprit lorsque tu entends le mot « HOMEOPATHIE »
2)-As-tu déjà entendu parler d'homéopathie ?
Si oui, où en as-tu entendu parler ? Par qui ?
3)-Sais-tu ce qu'est l'homéopathie ?
Si oui, c'est quoi l'homéopathie pour toi ?
4)-As-tu déjà pris de l'homéopathie ?

Si oui, quand et pour quelles raisons ?
5)-Quelle(s) différence(s) fais-tu entre les médicaments homéopathiques et les autres ?
6)-Selon toi, quels peuvent être les avantages d'un traitement homéopathique ?
7)-Selon toi, quels peuvent être les inconvénients d'un traitement homéopathique ?
8)-As-tu déjà cherché des informations sur l'homéopathie ?
Si oui, pourquoi ? Où ?

Objectifs : déterminer la représentation de l'homéopathie, appréhender les usages et les opinions, le degré d'intérêt et les sources de connaissance sur l'homéopathie.

Les questions 1 et 3 permettront une analyse prototypique. Elles participeront à la détermination du noyau de la représentation et des éléments périphériques. Ce type d'analyse participera également à la mise en évidence de zones ambigües qui sont potentiellement déséquilibrantes et qui peuvent être source de changement possible de la représentation (Verges, 1994). Ces éléments sont d'importance car ils sont le signe d'une représentation sociale en transformation.
Les questions 2, 4 et 8 porteront spécifiquement sur les connaissances et l'intérêt que porte ce public de l'homéopathie.
Les questions 5, 6 et 7 permettront de connaître la manière dont les sujets se représentent les médicaments homéopathiques vis-à-vis des médicaments conventionnels, en d'autres termes, les spécificités qu'ils leur attribuent.

Conclusion

Cette étude sera donc principalement à visée descriptive et comparative.

Descriptive :
-Par une approche quantitative, c'est-à-dire qu'elle permettra de mesurer la distribution des valeurs et opinions liées à l'homéopathie en fonction de l'âge, du genre et de la section d'étude.

-Par une approche qualitative au sens où elle permettra de mettre à jour les caractéristiques centrales et périphériques de la ou des représentations en fonction des critères cités précédemment.

Ces données quantitatives et qualitatives devraient permettre de décrire la manière dont se structurent la ou les représentations.

Comparative :

-Dans la mesure où elle permettra d'apprécier dans quelle mesure on peut parler d'une ou de plusieurs représentations chez le public retenu selon les approches synchroniques et diachroniques évoquées plus avant.

-En confrontant les résultats de l'analyse à ceux mis à jour par nos partenaires en Pologne.

L'analyse des données se fera dans le cadre d'une réalisation de cartes conceptuelles, d'analyse de similitude et d'analyse factorielle des correspondances comme cela a été décrit dans la partie introductive de l'ouvrage.

2. LA SPHÈRE MÉDIATIQUE ET LES RÉSEAUX SOCIAUX

Sophie DEMONCEAUX [1,2]

[1] *Université de Bourgogne-Franche-Comté*
[2] *Laboratoire CIMEOS, Dijon*

Introduction

L'objet d'étude numéro 3 (OBJ3) porte sur la sphère médiatique et s'intéresse au web social, à savoir les espaces numériques de socialisation tels que les réseaux sociaux (Facebook, Twitter...) ainsi que les forums de discussion. Il s'agit de comprendre comment se manifeste la controverse autour de l'homéopathie dans l'espace public socio-numérique. Les forums de discussion et les réseaux sociaux sont-ils devenus des arènes 2.0 dans lesquelles les internautes peuvent exprimer leurs points de vue et débattre avec des contradicteurs ? Quelle forme prend ce débat ? Quelle est la place de l'expert amateur dans ce processus de conquête de la sphère médiatique ? Les experts académiques investissent-ils ces espaces ?

Internet et plus particulièrement les plateformes du Web social représentent aujourd'hui une opportunité pour les internautes de s'exprimer sur des sujets d'où ils étaient mis à distance auparavant. En effet, réseaux sociaux et forums de discussion sont autant d'espaces communautaires favorisant l'expression de la parole de l'amateur devenu patient-expert. En somme, il s'agira à travers notre recherche de se demander si les dispositifs techniques que sont les réseaux sociaux et les forums de discussion permettent de mettre en débat des sujets scientifiques controversés en s'appuyant sur l'exemple de l'homéopathie.

Le web a été investi, plus particulièrement, un forum de discussion, Doctissimo, ainsi que Twitter (réseau social). Ces terrains sont des espaces mouvants et même si « il n'est pas une question de recherche qui ne puisse être abordée en exploitant les données secondaires offertes à profusion par le web social » (Barats, 2013), il apparait nécessaire d'aborder la recherche en ligne de manière critique, en multipliant les précautions. En effet, Internet peut donner l'illusion d'être un Eldorado pour le chercheur, au sens où il lui permet d'accéder rapidement à une multitude de données, sans avoir à se déplacer et sans même devoir se manifester ouvertement. Mais ces nouveaux terrains d'enquête obligent les chercheurs à s'attarder sur les spécificités de la recherche en ligne, d'un point de vue éthique et méthodologique. À quelles conditions une approche netnographique[1] peut permettre au chercheur de répondre à ses questions de recherche ?

Le choix du premier terrain d'enquête sera explicité, à savoir le forum de discussion Doctissimo[2], puis les deux méthodes d'enquête qui ont été privilégiées seront présentées : l'observation non-participante en ligne et les entretiens. Enfin, les notions d'identité, d'anonymat et de respect de la vie privée, seront étudiées à la lumière de notre réflexion d'ordre méthodologique et éthique.

Public visé : le choix du forum Doctissimo

Doctissimo est un site web dont la thématique de la santé est la plus populaire auprès des publics internautes. Il suffit d'observer les requêtes proposées par le moteur de recherche Google, qui le place souvent en haut des résultats proposés, grâce à l'algorithme Pagerank qui mesure qualitativement la popularité d'une page web. Doctissimo est un site généraliste

---

[1] Nous n'aborderons pas ici notre second terrain d'enquête – Twitter – qui sera investigué ultérieurement.

[2] Nous verrons plus bas que ce système a des limites puisque nous observons des dérives de pseudos multiples qui ne sont pas sans poser de problèmes méthodologiques.

qui s'intéresse à tous les sujets liés à la santé, au bien-être au sens large. Il n'est relié à aucune association de patients, en revanche, c'est un site commercial laissant une place prépondérante aux annonceurs. L'inscription est possible mais pas nécessaire. Autrement dit, n'importe quel internaute peut accéder à l'ensemble des forums sans aucune inscription préalable. Néanmoins, si l'internaute fait le choix de s'inscrire, il devra choisir un pseudonyme et sera donc identifiable en ligne par les autres participants[3]. Ce site propose plusieurs forums de discussion thématiques, dont le forum Homéopathie qui nous a servi de terrain d'enquête (netnographique). Les forums sur Doctissimo sont modérés *a posteriori,* par des intervenants dont quelques professionnels de santé. Pour les besoins de notre enquête, nous avons analysé le forum « Homéopathie », comptant à ce jour (le 12 juillet 2019), plus de 6500 fils de discussion depuis sa création en 2003.

Concernant les participants, une typologie des intervenants sur Doctissimo est proposée par le site lui-même et ce, en fonction de plusieurs critères et notamment le nombre de messages envoyés sur le forum. C'est ainsi que l'on différencie différents *grades*. Le Doctinaute, c'est ainsi qu'est appelé l'internaute participant sur le forum, est qualifié différemment en fonction de son activité sur le site : habitué à partir de 50 messages postés, fidèle à partir de 150, Doctinaute de bronze (300 messages), d'argent (500 messages), d'or (2000 messages), de diamant (5000 messages), hors-compétition (10 000 messages) et d'honneur (50 000 messages). Sur Doctissimo, le *turn-over* est important : se mêlent quelques habitués très actifs et des internautes de passage. « Les 10% des internautes les plus loquaces envoient plus de 50 à 70% des messages » (Akrich & Méadel, 2009).

---

[3] Nous verrons plus bas que ce système a des limites puisque nous observons des dérives de pseudos multiples qui ne sont pas sans poser de problèmes méthodologiques.

Si l'on fait référence à la typologie proposée par Maingueneau, (1999), les forums de discussion appartiennent à la catégorie des conversations. Une conversation est un échange oral spontané, banal, sans rôle attribué en amont, sans script préalable. Les premières recherches sur les échanges médiatisés par ordinateur, étaient principalement des études comparatives, reprenant les catégories classiques de l'analyse conversationnelle, pour les appliquer à la Communication Médiée par Ordinateur (CMO), afin de dégager les spécificités de cette dernière. Cette démarche pose certains problèmes méthodologiques (Marcoccia, 2004) qui mettent en avant la nécessité d'assouplir le cadre d'analyse car le forum de discussion est un nouveau type de *corpus,* qui se caractérise par une discussion décousue, avec des participants non fixes et une structuration arborescente.

« Un forum de discussion est une correspondance électronique archivée automatiquement, un document numérique dynamique, produit collectivement de manière interactive » (Marcoccia, 2004). Il représente donc un « corpus idéal » pour le chercheur, en ce sens que, ces échanges se sont construits spontanément et mis en mémoire. Mais l'un des principaux soucis méthodologiques est le caractère infini de ce *corpus*. En effet, toute nouvelle intervention d'un internaute vient augmenter la taille de la conversation. Nous avons dû faire face à cela durant notre enquête, puisque régulièrement, de nouveaux intervenants réagissaient sur d'anciens *posts*, les faisant ainsi remonter dans la liste. La question de la clôture s'est alors posée. Nous avons donc dû clôturer l'analyse de manière arbitraire, en choisissant une date de fin de recueil. Il faut alors avoir à l'esprit que les *posts* continueront à vivre à l'issue de notre observation. Cela représente une limite à l'analyse conversationnelle, au sein d'un forum car nous ne pouvons pas avoir accès à l'ensemble de l'inter discours, à savoir l'« ensemble des discours antérieurs et à venir avec lesquels un discours donné entre en relation » (Todorov, 1981). Mais de fait, toute conversation, qu'elle soit virtuelle ou menée en face-à-face, est par essence incomplète car potentiellement susceptible de reprendre ultérieurement.

Un forum de discussion est un dispositif de communication médiatisé par ordinateur. Son fonctionnement est asynchrone et permet à des internautes de s'exprimer et d'échanger sur une thématique précise. Chaque internaute peut participer au sujet, à travers un *post* ou créer un nouveau sujet de conversation, appelé fil de discussion. D'un point de vue communicationnel, les forums de discussion correspondent à des « systèmes hybrides » (Marcoccia, 2004) puisqu'ils permettent à la fois la communication de groupe, interpersonnelle et la communication de masse.

De ce fait, ce système hybride favorise la digression, la « décomposition thématique » (Herring, 1999), accentuée par le caractère asynchrone de la communication. L'analyse des fils de discussion est alors rendue plus complexe, du fait de la non-linéarité des interventions. En effet, selon certains auteurs, le forum peut difficilement être considéré comme conversation car l'unité de cadre participatif n'est pas fixée. Le nombre de participants évolue sans cesse. L'unité temporelle n'est pas non plus établie. Nous avons affaire à des conversations persistantes (Erickson, 1999) qui favorisent la poly-intervention, la fragmentation conversationnelle. Il existe plusieurs manières d'agir sur un forum. Les modes d'action y sont de plusieurs ordres : soit l'internaute est un lecteur passif, soit il agit en créant une nouvelle discussion, soit il répond à un sujet déjà existant, soit il répond en message privé (MP) à un autre participant au forum. Cet enchevêtrement des modes de communication doit être pris en compte dans l'analyse.

Méthodologie utilisée

L'observation en ligne non participante

Afin d'analyser le plus finement possible les discussions sur le forum « Homéopathie », nous avons procédé en plusieurs étapes et construit des outils d'analyse des échanges sur le forum.

Tout d'abord, nous avons analysé les titres de 500 fils de discussion et lu le *post* d'ouverture, afin de faire ressortir les principaux thèmes de départ des fils de discussion sur le forum. Une fois l'analyse des premiers *posts*, ceux créant un nouveau fil, nous avons pu entrer dans l'analyse détaillée des fils de discussion. L'objectif était d'appréhender la structuration interne du fil, les liens entre les différents *posts*, la manière dont les internautes communiquent entre eux.

Nous nous sommes appuyés sur les travaux de Akrich et Méadel (2009) pour tenter une catégorisation des *posts* présents sur ce forum. En effet, ces chercheures ont proposé une typologie des contenus échangés sur un forum et distingué six grands thèmes des débats sur la santé : le thème phatique, le thème personnel et interpersonnel, le thème collectif, le thème médecine, le thème patient/usager et le thème information. Très rapidement dans notre collecte de données, nous avons compris la nécessité de créer une nouvelle catégorie « fausse information » ou « *troll* ». En effet, parmi les demandes de conseils ou d'information, on peut remarquer la présence de *posts* n'ayant pour objectif que de soulever la polémique en se moquant, en provoquant. On peut assimiler ces messages à du trollisme défini comme une perturbation du fonctionnement d'un forum de discussion en multipliant les messages haineux, négatifs, hors-sujet[4]…

Nous avons ainsi sélectionné 20 fils de discussion. Notre critère de choix principal a été la longueur du fil. En effet, nous avons choisi des fils de discussion avec un nombre de réponses inférieur ou égal à 40 pour nous permettre l'analyse manuelle[5]. Pour cette dernière, nous avons construit une grille d'observation (figure 1) :

---

[4] Selon la Charte d'utilisation du forum, ces messages sont dans le but de nuire au forum tels que le flood ou bien ceux générant une mauvaise ambiance ou un mauvais esprit.

[5] Certains fils de discussion s'étendent sur plusieurs années et comportent des milliers de *posts*.

Auteur	Pseudonyme employé
Message	Message *in extenso*
Sujet de discussion	Mots-clés
Mode de contribution	Registre de parole : expertise, opinion, bavardage, témoignage…
Thèmes	Selon la typologie proposée par Akrich et Méadel : phatique (civilité ordinaire), personnel et interpersonnel (évocation vie privée, relations personnelles entre internautes…), collectif (ayant trait à la vie du groupe), médecine (registre médical), thème patient-usager (point de vue de l'usager « douleurs…), information (références aux sources d'information), trollisme
Qui parle à qui ?	Interpellation *via* nom, pseudo, tutoiement, références aux échanges antérieurs, repérage de réseaux d'interconnaissances antérieurs…
Comment ?	Ton cordial, conflictuel, polémique, neutre
Présentation de soi	Auto-déclaratif

Figure 1: Grille d'observation

Nous avons également opéré un relevé systématique des arguments avancés par les internautes, ce qui nous a permis de dresser une typologie d'arguments, le but étant de vérifier si pro- et anti- Homéopathie utilisent les mêmes ressorts rhétoriques. Nous cherchons également à travers cette analyse argumentative à créer des ponts avec les autres objets d'étude.

Les entretiens

Achrif, Méadel (2009) ont identifié plusieurs profils d'intervenants sur les forums : l'informateur, l'agitateur, l'hyperactif et le leader charismatique. Dans le cadre de cette étude sur les controverses en ligne, ce sont les profils *agitateur* et *leaders charismatiques* qui nous ont le plus intéressé. C'est pourquoi, nous avons fait le choix de mener des entretiens avec des internautes de ces catégories. En effet, lors de l'analyse du forum Homéopathie, il a été rapidement identifié des internautes qui intervenaient quasi-systématiquement sur chaque fil de discussion. C'est ainsi qu'une grille d'entretien a été construite, visant ainsi principalement à comprendre les objectifs de ces internautes.

Cette grille d'entretien s'est construite autour de plusieurs thématiques :

-Le profil de participant au forum : depuis combien de temps participe-t-il à Doctissimo ? Ses premiers *posts* publiés portaient sur quel sujet ? À quelle régularité s'effectuent ses publications ? Utilise-t-il d'autres forums ? Quelle est son histoire avec l'homéopathie ? Quelles sont ses représentations ?
-Les motivations : qu'est-ce qui le pousse à publier ? Y a-t-il une stratégie avouée ou dissimulée ?
-L'argumentation employée : quels sont les arguments avancés ?
-Les rapports avec les internautes de l'autre bord

Ces entretiens, au vu de leur nombre limité, n'ont pas une visée représentative mais sont venus compléter l'analyse issue de l'observation en ligne des échanges entre internautes.

Identité, anonymat, pseudonymes

Pour publier un message sur le forum « Homéopathie » de Doctissimo, il suffit de se créer un compte sur le site en indiquant son adresse mail et en choisissant un pseudonyme. Ce pseudo permet à l'internaute de ne pas révéler, la plupart du temps, son identité réelle car généralement, les Doctinautes choisissent des pseudos qui ne sont ni leur prénom, ni leur nom véritable. Cette identité numérique pose la question de l'authentification et de l'authenticité de l'identité annoncée par l'internaute. Les informations sur l'identité déclarée sont en effet invérifiables.

Cette dissimulation de l'identité réelle des internautes ne doit cependant pas exonérer le chercheur de précautions d'anonymisation.

En effet, les recherches netnographiques nécessitent de prendre des précautions malgré l'existence de pseudonymes car, même si cela est rare, un pseudonyme peut être le vrai nom d'un individu. Parfois, il peut être possible d'accéder à la véritable identité de l'individu, à partir de son pseudo. De plus, certains internautes utilisent le même pseudo sur plusieurs sites. Ces traces laissées, pourraient permettre par des recoupements, d'identifier la personne se dissimulant derrière un pseudo. Notre choix a été de modifier tous les pseudos afin de rendre impossible l'identification des personnes. Cependant, qu'en est-il des messages analysés ? Cette question de la conservation et de l'utilisation des messages publiés est abordée infra.

L'autre souci relevé par les pseudonymes est qu'on ne sait pas qui se cache derrière un pseudo. Ainsi, un pseudo à connotation féminine peut cacher l'identité réelle d'un homme. C'est pourquoi, lorsque nous analyserons nos données sous l'angle du genre, nous mesurerons notre propos, avec ce biais déclaratif à l'esprit.

Respect de la vie privée

Doctissimo est un site Internet sur lequel il est très simple de publier des messages et où il est encore plus simple de les consulter. Ainsi, le chercheur se retrouve face à une masse d'informations, de données qui s'offrent à lui. Contrairement aux méthodes classiques d'enquête – entretiens ou administration de questionnaires en face-à-face, le chercheur peut, à l'insu des auteurs des contenus, récolter des données qu'il peut ensuite analyser (Sharf & Steve, 1999). Or, l'éthique du chercheur l'oblige au respect de la vie privée. Reste à savoir si les données récoltées sur ce type de site ouvert relèvent du domaine privé ou public. Cette problématique méthodologique et déontologique se pose depuis les premières enquêtes menées derrière l'écran. Déjà en 1999, Livia qui menait une enquête sur le Minitel abordait « les problèmes éthiques posés par l'effet d'anonymisation du nouveau médié » (Livia, 1999). En effet, le chercheur doit-il se dévoiler ou rester tapi derrière son écran ?

« L'illusion de l'observateur « invisible » mérite d'être interrogée, aussi bien dans l'exploitation des traces implicites que dans les analyses des échanges *via* forums de discussion ou réseaux sociaux interposés, cette interrogation renvoyant d'abord à l'éthique du chercheur » (Ertzscheid et al., 2013). D'ailleurs, il est intéressant de voir qu'Internet vient questionner l'éthique du chercheur comme le prouve l'Enoncé de politique des trois conseils intitulé *Ethique de la recherche avec des êtres humains* paru en 2010 au Canada. Dans ce document, il est écrit : « les personnes qui [...] participent à des séances de clavardage sur Internet, supposent sans doute que les participants et les observateurs accorderont un certain degré de confidentialité aux activités qui s'y déroulent. » En effet, on peut légitimement se demander si un message publié sur un forum relève du domaine public ou privé. De nombreux auteurs se sont interrogés sur cette question et les avis divergent. On pourrait considérer les forums de discussion du type de Doctissimo, comme des espaces d'échanges publics dans le sens où, comme indiqué plus haut, aucun identifiant et donc aucune inscription n'est nécessaire pour lire les contenus. Toutefois, ce critère ne semble pas suffisant si l'on considère la littérature à ce sujet. Comme le souligne l'Énoncé des trois conseils, le caractère sensible des sujets abordés et les règlements qu'affiche le forum doivent être pris en considération. Ainsi, un forum bien qu'accessible librement, mais réunissant des personnes discutant de sujets sensibles, serait considéré comme privé, tout comme un forum affichant clairement que les chercheurs ne sont pas les bienvenus. En ce qui concerne le forum « Homéopathie » de Doctissimo, rien n'indique que les participants ne souhaitent pas voir l'accès à leurs messages, donné à des chercheurs. Cependant l'homéopathie est un sujet de santé, donc potentiellement sensible, l'expérience de la maladie, des soins étant par nature intime. Néanmoins, après la lecture attentive de plusieurs centaines de *posts*, il apparaît que les propos tenus sur le forum « Homéopathie » restent très généraux, relevant davantage de la « bobologie » que de maladies graves. Un autre critère pouvant amener à considérer un forum de discussion comme un espace privé est le nombre restreint de participants au forum (Eysenbach & Till, 2001). Là encore, Doctissimo réunit un grand nombre de membres et ne semble pas concerné. Cependant, d'autres auteurs avancent que les personnes qui participent à un forum peuvent avoir le sentiment que cet espace est privé et que les messages qu'ils y diffusent n'ont pas pour objectif d'être diffusés largement, en dehors du cercle des participants au forum. Le chercheur se trouverait dès lors, confronté à des échanges privés se déroulant dans un espace public, ce que Waskul et Douglass nomment « *publicly private* » (Waskul & Douglass, 1996). Et c'est bien là toute l'ambiguïté qui subsiste sur les médias sociaux.

Heidi A. McKee et James E. Porter proposent une méthode pour déterminer la nécessité d'avoir le consentement des internautes avant de collecter des données sur le forum (McKee & Porter, 2009). Selon eux, les critères de décisions sont : le degré de publicité et de privacité des données, la sensibilité du thème, le degré d'interaction du chercheur avec les sujets et la vulnérabilité des sujets. Au regard de ces critères, il ne nous a pas semblé nécessaire de demander le consentement des internautes. En effet, l'accès au forum se fait publiquement, aucun mot de passe n'est nécessaire pour accéder aux fils de discussion. De plus, Doctissimo a une grande renommée et nous pouvons penser que, les participants au forum savent que leurs messages pourront être lus par quiconque le souhaite. Le thème de l'homéopathie est certes sensible, au sens où il est l'objet d'une controverse scientifique et sociétale mais n'est pas une pratique interdite ou immorale.

Pour autant, il est vrai que reproduire des extraits de forums dans un article scientifique, participe à rendre visible auprès de la communauté scientifique, ce qui était destiné à un cercle d'individus *lambdas,* réunis par une communauté d'intérêts. Autrement dit, la destination des messages se trouve modifiée, à partir du moment où le chercheur veut publier ses résultats, en s'appuyant notamment, sur des données extraites du forum. Cela oblige le chercheur à la prudence lors de l'étape de la citation. La première précaution est bien entendu de modifier les pseudonymes. Mais, pour assurer l'anonymat des internautes, il faudra aller plus loin en veillant que l'on ne puisse pas retrouver de qui vient la citation. En effet, l'une des propriétés de l'information numérique est sa recherchabilité (Latzko-Toth & Proulx, 2013) rendant très facile le fait de retrouver le document primaire comportant le *verbatim*. C'est ainsi que suivant certains chercheurs, nous décidons de ne pas reproduire fidèlement les extraits (correction orthographique, remplacement de termes par des synonymes) et de privilégier des solutions éthiques créatives en combinant des extraits entre eux, pour produire des exemples composites (Barnes, 2004), ou en inventant des citations fictives, librement inspirées des données collectées. Ces deux solutions peuvent faire l'objet de critiques sur le plan de la scientificité, mais elles nous paraissent être les solutions les plus éthiques et responsables.

Conclusion

Finalement, la démarche ethnographique représente une véritable aubaine pour le chercheur, puisqu'il peut être un observateur invisible, mais cela n'est pas sans soulever des questions d'ordre méthodologique et déontologique. Tout au long de notre enquête, nous allons varier les outils de collecte et d'analyse des données (grille d'observation, grille d'entretien, analyse de discours), en veillant à chaque fois à prendre en compte la spécificité du *medium*. Les plateformes collaboratives telles que Doctissimo et Twitter, peuvent être investiguées avec des précautions d'usage, comme se renseigner sur la netiquette du site, ne pas reproduire fidèlement les extraits, afin de préserver l'anonymat des internautes. Il n'existe pas de mode d'emploi de la recherche en ligne. Le chercheur se doit d'entrer dans une démarche réflexive et critique de sa propre pratique, en réinventant des méthodes, ou tout du moins en les ajustant à un terrain qui modifie les règles du jeu.

3. LA SPHÈRE MÉDIATIQUE ET LES MÉDIAS DE PRESSE

Guy LEVEQUE [1,2]

[1] *Université de Bourgogne-Franche-Comté*
[2] *Laboratoire CIMEOS, Dijon*

Introduction

Concernant l'objet 3 du projet (OBJ3), « La sphère médiatique », nous nous questionnons sur ce qu'écrivent les médias sur l'homéopathie au sens large, et à quels moments on note des reprises, des évolutions.

La question de recherche inhérente à la controverse actuelle, entre la médecine conventionnelle et la médecine non conventionnelle, peut s'énoncer ainsi : « Les médias de presse entretiennent-ils la controverse entre ces deux types de médecine ? ».

L'exposé se limitera à la méthodologie. Il s'agit d'expliciter quelles sont les données théoriques qui ont été à l'origine de nos choix de médias dans la constitution de notre corpus. La grille d'analyse sera présentée. Le lien avec le cadre théorique sera expliqué à partir de deux exemples pris dans le magazine Science et Vie et dans le magazine Top Sante. Puis nous tenterons, en prospective, de donner des hypothèses sur ce que l'analyse du corpus devrait permettre de dégager vis-à-vis de la problématique présentée.

Le cadre théorique

Nous allons détailler, dans le cadre théorique, quelques références à la sociologie des sciences comme cela a été abordé dans la partie introductive de l'ouvrage. Notre référence est David Bloor (1983) qui développe deux modèles qui trouvent leur place dans l'étude d'une controverse du type de celle qui nous concerne. Il s'attache d'une part à la manière de considérer les relations entre science et société, et d'autre part il théorise la notion d'asymétrie et de symétrie.

La science transforme la société / La société oriente la science.
Traditionnellement la science, par ses progrès, transforme la société. Dans l'exemple de la médecine, le développement de l'hygiène, de l'alimentation, la découverte des antibiotiques, la mise au point de vaccins, de médicaments ont pour effet de modifier certains paramètres de santé de la société. En effet, la conséquence de ces avancées de la médecine est entre autres une baisse de la mortalité infantile ou la quasi-disparition de maladies infectieuses induisant une augmentation de l'espérance de vie.

La science façonne la société. Il s'agit d'une relation de cause (la science) à effet (le bien-être des individus composant la société).

Dans sa réflexion de sociologue des sciences, David Bloor inverse la relation classique du rapport science / société. Il suggère l'idée que la société oriente la science.

Dans ce schéma, la société, par ses choix politiques, économiques, écologiques développe et finance les principaux axes de recherche ce qui se traduit par une orientation de la science et des savoirs. Les scientifiques développent leur recherche selon ces orientations.

Il y a une inversion entre la cause traditionnelle et son effet : la cause (science) et sa conséquence (société) deviennent selon David Bloor la cause (société) vers l'effet (science) avec ses conséquences sur la médecine. Nous faisons la science que la société veut. Bruno Latour (1996, 2005, 2011) ira encore plus loin dans le rapport société science.

Bloor est radical dans son propos. Il pense que l'on peut se désintéresser de certains axes de recherche, non pour des raisons scientifiques mais pour des raisons culturelles, politiques, sociétales. Les scientifiques suivent les programmes de recherche du moment. La société laisse sa marque et son empreinte sur la science. Les derniers évènements médiatiques concernant l'objet « Homéopathie » sont l'expression de ces relations théoriques exposées par Bloor et d'autres sociologues des sciences (Latour).

Le principe d'Asymétrie et de Symétrie.
Dans l'étude des controverses, Bloor renverse de nouveau l'ordre des choses. La vision classique, traditionnelle est l'asymétrie, la vision renversée en est la symétrie. Dans la controverse (Coquidé-Cantor, 1994) de Louis Pasteur contre Félix-Archimède Pouchet sur la génération spontanée, la société du XIXe siècle se met du côté du vainqueur. Pasteur l'emporte sur Pouchet. Pasteur a le beau rôle, Pouchet le mauvais. Soit, il ne fait pas les expériences correctement, soit ses hypothèses sont fausses. Personne ne cherche à comprendre son argumentation aristotélicienne de l'émergence du vivant par abiogenèse. Le traitement de la controverse Pasteur / Pouchet illustre la version traditionnelle dite asymétrique. Aujourd'hui la controverse Pasteur / Pouchet est définitivement close.

Un siècle plus tard Pouchet est perçu comme le savant perdant de la controverse avec Pasteur. Jean Rostand (1969) écrira « ...mais Pouchet mérite mieux que cette célébrité de mauvais aloi...son œuvre est loin d'être négligeable ».

Bloor prétend qu'un tel traitement, qu'il qualifie « d'asymétrique » est biaisé car il laisse supposer que celui qui l'emporte est le meilleur scientifique.

Bloor propose d'accorder autant de crédit à l'un qu'à l'autre. C'est le principe de « symétrie ». Ainsi, dans ce nouveau modèle qui émerge, on montre que le camp qui a momentanément perdu a aussi des compétences.

Bloor inverse de nouveau le traitement classique. Selon lui la méthodologie d'étude d'une controverse doit se faire avec l'inversion qu'il propose.

Étudier une controverse devrait s'inspirer du principe de symétrie. La controverse scientifique Pasteur / Pouchet, est close. La controverse socio-scientifique sur l'objet « homéopathie » n'est pas close dans le sens où des médias reprennent ce sujet qui alimente le débat dans l'espace public. Se référer au principe de symétrie permet de prendre en compte la réalité sociale du fait journalistique dans des médias aux lignes éditoriales différentes. Cependant un équilibre d'usage entre asymétrie et symétrie est à considérer pour une neutralité dans l'argumentation des hypothèses qui seront proposées.

La théorie des usages et gratifications.
Le principe « Usages et gratifications » explique que les individus ne sont pas des consommateurs passifs. Ce principe a émergé de diverses théories. La plus datée est celle de Harold Lasswell (1902-1978).

Pour Elihu Katz, « The uses of Mass communication », (Katz & Lazarsfeld, 2008), le lecteur choisit et consomme le média qui va dans son sens. Le mot gratification est donné dans le sens de satisfaction. Un public « écologiste politiquement » lit les journaux qui ont cette sensibilité. Un lecteur à la sensibilité de gauche aura un regard très critique envers un média dit de droite. Le lecteur est un récepteur qui va faire le tri, sélectionner le message et l'interpréter. Son champ d'analyse est l'expression de la théorie des usages et gratifications. L'individu ne change pas d'avis. Le lecteur adhère au média avec lequel il a une culture partagée commune.

Le constructivisme journalistique.
La difficulté de l'utilisation des articles des médias, quotidiens ou magazines de vulgarisation scientifique tient au fait qu'ils ne sont pas neutres. Pour notre recherche, enquêter sur le choix des articles n'est pas une démonstration. En effet, le média va

orienter, déplacer, interpréter le contenu intrinsèque de l'objet, pour être un filtre et un auteur à la fois. Ainsi le média fait vivre la controverse, l'oriente, l'alimente, interprète le fait, voire la modifie artificiellement pour diverses pressions environnementales et de ligne éditoriale.

Dans un article de « Questions de communication », divers auteurs s'expliquent sur le constructivisme journalistique. Pour Bernard Delforce (2004) : « Le constructivisme : une approche pertinente du journalisme », développe l'idée que le discours construit de la presse est un des éléments qui constituent la réalité. Ainsi la controverse n'est pas le reflet d'un lien direct entre discours journalistique et réel, mais plus une construction de sens comme dynamique sociale. Le média n'est pas seulement un amplificateur du réel, il est un objet en soi. Isabelle Gavillet (2004) : « Pour un usage modéré du constructivisme en sciences de l'information et de la communication » en montre les limites par excès de précaution.

Le choix du corpus

Notre corpus de recherche est le média de presse : quotidiens nationaux, magazines de vulgarisation scientifique, magazine de santé de la famille. Nous avons choisi le magazine de vulgarisation scientifique grand public, « Science et Vie », le magazine de vulgarisation médicale grand public, « Top Santé », le quotidien « Le Monde », ainsi que des ouvrages dédiés au sujet. Très accessoirement, des sondages, en pointillé, complètent le noyau du corpus : « La Recherche » magazine de vulgarisation scientifique pour lecteurs avertis, « Nature » revue de référence mondiale dédiée aux scientifiques, « Marie-Claire » magazine de la presse féminine, et autres quotidiens « Libération », « le Figaro » …

Le choix d'un corpus comprenant un quotidien, ici Le Monde, permet une étude diachronique de la controverse qui nous intéresse. La presse quotidienne suit l'actualité au jour le jour.

Elle permet de dégager l'environnement social, politique, économique, institutionnel au cours du temps.

La presse magazine traite une question majeure *a posteriori* de l'évènementiel du quotidien. La ligne éditoriale des deux magazines retenus pour l'étude est différente. Celle de Science et Vie est axée sur l'explication du monde qui nous entoure par la science. Top Santé suit une ligne humaniste, une manière de vivre. Notre choix est guidé par les idées du cadre théorique qui a été rappelé précédemment : la théorie de Bloor pour « symétrie » et « asymétrie », et la théorie des médias sur les « usages et gratifications ».

La grille d'analyse que nous avons élaborée, pour les magazines, permet de repérer des paramètres que l'on regroupe en diverses catégories. Ils permettent la contextualisation de l'article (date de parution, nombre de signes, place dans le magazine). La connaissance de la qualité du prescripteur valide le médié (le contenu) au regard du lecteur : il est journaliste vulgarisateur, scientifique, ou médecin. Les critères de mise en page, titre de première page, illustrations, ne sont pas que des accroches journalistiques, elles ont du sens pour le lecteur qui partage cette culture éditoriale.
Pour mieux comprendre, deux exemples permettront de se rendre compte de deux lignes éditoriales différentes.

Date:	Num.	Nom du Media	Titre article	Page	Nombre signes	Photos	Prescripteur /Auteur	Résumé article	Mots clés
1997-04	955	S et V, 955	Homeopathie, la mystification recommence. Apparait sur la couverture du magazine;	77.	77, 78-79, 80-81, 82-83, 84-85.		Pierre Rossion.	Dans le titre on peut voir: Homeopathie, mémoire de l'eau et guerison à distance, la mystification recommence... presque 10 ans (1988 ce sont les experiences de Benveniste) apres les experiences de benvenistes sur la mémoire de l'eau. Photos schémas des suites de tubes pour montrer ce que representent les dilutions jusqu'a 39 CH. Un ouvrage" Theorie des hautes dilutions et aspects experimentaux" Editions Polytechnica, septembre 1996. Le Pr Claude Henrion de l'ecole suerieure de chimie et de physique de Paris "en fait il s'agit d'un livre destiné à egarer le lecteur". Le propos est appuyé par un ajout sur la prestigieuse ecole, qui a formé les deux prix Nobel, Georges Charpak et Pierre-Gilles de Gennes. Le Pr Jacob "prix Nobel, La physique et la chimie exigent la presence de molecules. Jean Jacques du college de France, "une vaste entreprise de cretinisation du public". Des mots forts pourrait on dire dans cet article.	" Une substance si diluée qu'il n'en reste rien. Et c'est ce qui guérirait", "Inoubliable, mémoire de l'eau", "Des experiences destinées à egarer le public", "Le Pr Charpak n'y croit pas", "la vieille magie contre la cynique science".

Figure 1 : Extrait de grille de recueil de données. Science et Vie, numéro 985 d'avril 1997.

Dans ce numéro de Science et Vie, l'article s'intitule « Homéopathie, la Mystification recommence » et apparaît sur la première de couverture. Dans l'article, on fait l'éloge de l'école prestigieuse de chimie de Paris qui a accueilli trois prix Nobel, Georges Charpak, physicien, François Jacob, biologiste, Pierre-Gilles de Gennes, chimiste. Certaines expressions sont vives, polémiques sur le contenu : « …en fait il s'agit d'un livre destiné à égarer le lecteur », « …une vaste entreprise de crétinisation du public ». Une autre, plus implicite, au propos édulcoré : « la physique et la chimie exigent la présence de molécules » apporte une argumentation scientifique.

Année Mois Num.	Nom du Média	Editorial	Titre de la rubrique	Titre article	Page-Total	Nombre signes	Photos	Prescripteur/Auteur/ Expert	Résumé article	Mots clés
1995-MAR-n°54	Top Sante		Medecines douces	le mal de dos	52/125	demi page	personnage	Dr Serge RAFAL	On propose ce traitement pour soulager la douleur et en traitement de fond. L'homeopathie est egalement associée à l'acupuncture, la mesotherapie la phytotherapie et l'oligotherapie.	Arnica, Actaea racemosa, Bryonia, Rhus toxicodendron, Causticum, Dulcamara.
1995-Avril-n°55	Top Sante		Medecines douces	Les troubles de la mémoire	52/132	demi page	Noix de coco	Dr Serge RAFAL	On conseille de prendre ces remedes en automedication à des dilutions de 5CH. Par ailleurs des medicaments de fonds prescrits à 7CH. Conseils d'alimentation, de phytotherapie, d'oligotherapie et de vitaminotherapie, ainsi que l'acupuncture qui est citée. Toujours des conseils pour cibler le mal.	Kalium phosphoricum, Phosphorus, Phosphoricum acidum, Baryta carbonica. Traitement de fonds: Luesinum, Staphysagria, Lycopodium.

Figure 2 : Extrait de grille de recueil de données pour le magazine Top Santé, numéros 54 et 55, de 1995.

La rubrique « médecines douces » du numéro 55 de Top Santé intitule l'article « les troubles de la mémoire ». Le journaliste prescripteur est médecin, il donne des conseils d'automédication destinés à rendre le quotidien plus facile pour le lecteur qui s'inquiète de sa mémoire ou peut-être de celle de ses enfants. Le lecteur est venu chercher dans ce média un soutien pour sa santé. Le magazine propose avec bienveillance un remède.

Nous avons élaboré notre choix de magazines à partir du cadre théorique de David Bloor pour l'analyse de deux magazines aux lignes éditoriales très différentes qui illustrent deux médecines, une médecine conventionnelle, expliquée par la science (Science et Vie), une médecine non conventionnelle (Top Santé) qualifiée dans l'exemple de « médecine douce » à la sensibilité d'adhésion du lecteur différente. Chacune des revues est *a priori* dans l'asymétrie. L'analyse le confirmera ou non.

Le croisement des deux revues permettra le traitement de la controverse dans le champ de la symétrie.

Par ailleurs, la numérisation des médias de presse permet de faire des recherches par mots-clés depuis des dates variables. Le Monde est entièrement numérisé, les magazines le sont généralement depuis les années quatre-vingt-dix. La forme papier des magazines ou quotidiens apporte des paramètres complémentaires notamment sur la mise en page, l'insertion dans la revue…

Conclusion et prospective

La revue Nature en 1988 (Davenas et al., Maddox, 1988) a alimenté largement la controverse chez les scientifiques. Dix ans plus tard, en janvier 1997, dans un article du journal Le monde, « Une vérité hautement diluée », Éric Fottorino, ancien directeur du quotidien *Le Monde* (1997) écrit « Depuis 1988, beaucoup d'eau a coulé sous les ponts de la science. Les accusations de fraudes demeurent à ce jour non étayées. Reste la possibilité, crédible, de l'artefact. Reste aussi l'hypothèse que tout cela soit vrai ». Cet article de presse peut être considéré de « discours journalistique » comme le suggère Bernard Delforce dans ses travaux sur le constructivisme journalistique. Notre questionnement de recherche porte sur la construction du sens de la réalité sociale et des débats qui en résultent. Le discours de la presse n'est qu'un des éléments qui constituent la réalité et qui participent à la dynamique sociale.

Les médias de presse qui évoquent par intermittence l'objet homéopathique, orientent la controverse. Les propositions théoriques de David Bloor, entre autres, nous aideront, en sciences de l'information et de la communication, à comprendre le traitement médiatique de cette controverse, à partir de données plurielles : quotidiens, journalistes, magazines de vulgarisation liés à leur propre ligne éditoriale.

Le choix de notre corpus entre quotidien d'une part et magazines d'autre part devrait nous permettre de faire un lien entre la « factualisation » des faits, du « donné » et l'article explicatif, transformé, souvent diffusé *a posteriori*. Pour sa pertinence informative, le journaliste peut sans doute prendre origine dans les circonstances événementielles. Nous essaierons alors de déterminer voire émettre des hypothèses sur le délai de diffusion de l'objet entre quotidien et magazine.

4. DES ACTEURS DE LA SPHÈRE ACADÉMIQUE ET DES LABORATOIRES PHARMACEUTIQUES

Emmanuella DI SCALA[1,2] (OBJ5 et OBJ9), Mathieu PALLUEL[3] (OBJ9)

[1] Université de Bourgogne-Franche-Comté
[2] Institut National Supérieur du Professorat et de l'Education, Dijon
[3] Pharmacien d'Officine, Rouen

Introduction

Les objets d'étude 5 et 9 ont pour enjeu d'étudier respectivement des acteurs de la sphère académique (OBJ5) ainsi que des acteurs des laboratoires pharmaceutiques (OBJ9). Dans chacun des cas une méthodologie analogue sera employée. Dans un premier cas, un questionnaire est soumis au grand public afin d'appréhender leurs représentations sur les experts ou sur les laboratoires pharmaceutiques. Dans un second cas, des récits de vie sont obtenus en réalisant des entretiens narratifs auprès des chercheurs ou de divers dirigeants de laboratoires pharmaceutiques. Une fois encore l'enjeu sera ici d'identifier les représentations de ces acteurs sur la recherche en homéopathie, sur le rôle du chercheur en général ainsi que sur le rôle des laboratoires et de leurs dirigeants dans la société. L'approche sera initialement bipolaire pour en faciliter l'entrée mais ne se limitera pas à cela et sera élargie en analysant l'ensemble des positionnements sociaux sur ce sujet.

Les représentations seront analysées, comme cela a été développé dans la première partie de l'ouvrage, sous l'angle socio-dynamique en réalisant une analyse factorielle lorsque cela sera possible et en s'appuyant sur le modèle structural permettant d'accéder au contenu de la représentation notamment au travers d'analyses de similitudes (De Carlos, 2015). Le regard du public sur les chercheurs et la recherche en homéopathie sera croisé avec le regard des chercheurs eux-mêmes sur le sujet. De même le regard du public sur les laboratoires pharmaceutiques et sur leur rôle dans la société sera croisé avec le regard des dirigeants de laboratoires.

Publics visés

Le public visé par les questionnaires des OBJ5-Les experts/ chercheurs et OBJ9-les laboratoires pharmaceutiques :

Les questionnaires sont adressés au grand public d'un point de vue national par l'intermédiaire d'un sondage en ligne (logiciel libre LimeSurvey version 2.65.0). Ils sont destinés à des publics ciblés à qui ils sont envoyés par messagerie et sont également mis en ligne sur le site web du projet. Le public visé possède des tendances variées au sujet de l'homéopathie. Aucune association ou groupe particulier en faveur ou en défaveur n'est ici ciblé. Un nombre de réponses d'au moins 100 est visé par questionnaire, comme cela a été évoqué dans la partie 1 de l'ouvrage, afin d'avoir un échantillon assez grand pour traiter les données.

Le public visé par les récits de vie :

OBJ5 - Les experts et chercheurs : Les entretiens narratifs sont destinés aux scientifiques/médecins faisant des recherches fondamentales ou cliniques ou ayant réalisé et publié des expérimentations cliniques sur le sujet de l'homéopathie ou non. Sont donc interrogés aussi bien des médecins ayant participé à des expérimentations cliniques publiées, des médecins-chercheurs en santé clinique ou fondamentale et des chercheurs en recherche fondamentale.

Ainsi deux publics sont donc visés ici, des experts travaillant sur la recherche en homéopathie et des chercheurs en santé ne travaillant pas sur ce sujet. Parmi les chercheurs en santé ne travaillant pas sur le sujet de l'homéopathie nous retrouverons diverses tendances et positionnements sur l'homéopathie.

Les experts en homéopathie sont ciblés en interrogeant des contacts et en constituant une liste de contacts d'experts sur le sujet. Les chercheurs travaillant dans le cadre de la santé sont ciblés par messagerie en recherchant sur le web au hasard divers chercheurs au niveau national. Les chercheurs les plus en défaveur sont ciblés spécifiquement à partir d'articles publiés sur le net et par prise de contacts par messagerie.

Un nombre de 15 à 20 experts en homéopathie et 15 à 20 chercheurs en santé est visé afin de réaliser l'étude et d'arriver à l'effet de saturation évoqué dans la première partie de l'ouvrage, c'est-à-dire lorsque les entretiens recueillis n'apportent plus de « valeur ajoutée à la connaissance sociologique de l'objet étudié » (Abric, 2011).

OBJ9 - les laboratoires pharmaceutiques : Les entretiens narratifs sont destinés à des dirigeants de laboratoires pharmaceutiques de médecine conventionnelle ou non conventionnelle et notamment homéopathique. Sont interrogés aussi bien des dirigeants au niveau national que local mais également possédant diverses responsabilités de direction au sein de l'entreprise.

Des contacts directs par messagerie avec les différents dirigeants sont réalisés afin d'effectuer ces entretiens. Des listes de contacts ont ainsi pu être établies.

Un nombre d'environ 10 dirigeants de laboratoires pharmaceutiques en médecine conventionnelle et 10 dirigeants de laboratoires pharmaceutiques en médecine non conventionnelle est visé afin de réaliser l'étude et d'arriver à l'effet de saturation précédemment cité.

Hypothèses explicatives :

Questionnaires - OBJ5/OBJ9 :
On pourra se demander si le sujet de l'homéopathie est réellement considéré comme un sujet controversé par le public. Il sera intéressant de savoir également si un sujet controversé, comme l'homéopathie, est perçu comme ayant un impact négatif sur la carrière des chercheurs s'y impliquant et si cela correspond à la vision que les chercheurs en ont : l'homéopathie est-elle associée à une perception négative dans le domaine de la recherche par le public ?

Il sera judicieux de savoir si le public estime que les laboratoires pharmaceutiques ont d'autres enjeux et objectifs que financiers. Il sera également intéressant d'évaluer la perception du grand public afin de savoir si la vente d'homéopathie par un laboratoire pharmaceutique est perçue comme un facteur négatif pour le laboratoire concerné en France : l'homéopathie est-elle associée à une perception négative dans le domaine de l'industrie par le public ?

Récits de vie – OBJ5/OBJ9 :
On pourra se demander si les parcours de vie, la philosophie de vie et de santé des acteurs de la sphère académique ont un impact sur leur positionnement concernant l'homéopathie.

Au-delà des enjeux financiers, il sera important de comprendre également si les parcours de vie, une philosophie de vie et de santé conduisent les dirigeants de laboratoires pharmaceutiques vendant de l'homéopathie, à s'orienter dans cette voie.

Finalement, le rapport à la santé influence-t-il le positionnement des sujets sur l'homéopathie ?

Contenu des questionnaires des OBJ5 et OBJ9 :

Au préalable pour chaque questionnaire, dans le cadre de la réglementation européenne sur la protection des données (RGPD), un consentement est demandé afin de traiter les données de façon anonyme et de s'assurer que l'ensemble des informations nécessaires sont parvenues aux répondants. Ces questionnaires seront traduits en polonais après la première partie d'analyse afin d'entrer dans l'étude comparative France-Pologne.

Le questionnaire sur les experts et chercheurs (OBJ5) :

Concernant le questionnaire destiné au grand public et portant sur les experts et chercheurs, trois champs ont été définis comportant en tout sept questions.

Un premier champ, intitulé « Devenir chercheur – sujet de recherche », consiste à questionner le public sur les motivations nécessaires pour devenir chercheur et sur les raisons d'un choix de sujet de recherche controversé ou non. Il a pour enjeu de définir les représentations du public sur les motivations d'un chercheur dans le secteur de la santé et la vision du public sur le positionnement d'un chercheur face à un sujet remis en question. Il contient trois questions la première étant ouverte, les deux suivantes semi-ouvertes :

1)-Selon vous, quelles seraient les motivations d'un individu le conduisant à devenir chercheur dans le secteur de la santé ?
2)-Pensez-vous qu'un chercheur en santé va s'orienter plus facilement vers un sujet d'étude controversé (c'est-à-dire débattu et contesté par l'institution) ou un sujet institutionnellement accepté ? Pourquoi ?
3)-Pensez-vous que le choix d'un sujet d'étude controversé (débattu et contesté) par un chercheur en santé peut avoir un impact sur sa notoriété en général et/ou sur son avenir professionnel en particulier ? Si oui/non pourquoi ?

Un second champ, intitulé « Chercheurs sur l'homéopathie », consiste à questionner le public sur les raisons motivant un chercheur à travailler sur la thématique de l'homéopathie. Au préalable il sera important de savoir si la personne interrogée estime que ce sujet est controversé ou non, ce qui permettra de mieux positionner sa réponse. Ce champ contient donc deux questions, la première semi-ouverte et la seconde ouverte :

4)-Le sujet de l'homéopathie est-il un sujet controversé (débattu et contesté) dans la société d'après vous ? Pourquoi ?
5)-Quelles seraient les motivations, d'après vous, d'un chercheur pour travailler sur le sujet de l'homéopathie ?

Un troisième champ, intitulé « genre », consiste à appréhender la représentation du public sur l'implication du genre dans la profession de chercheur et ses conséquences positives ou négatives. Cette dimension est transversale à l'ensemble du projet. Ce champ contient deux questions semi-ouvertes :

6)-Est-ce pour vous un avantage, un inconvénient ou sans conséquences d'être un homme pour devenir chercheur ? Expliquez.
7)-Est-ce pour vous un avantage, un inconvénient ou sans conséquences d'être une femme pour devenir chercheur ? Expliquez.

Le questionnaire sur les laboratoires pharmaceutiques (OBJ9) :

Concernant le questionnaire destiné au grand public et portant sur les laboratoires pharmaceutiques, trois champs ont également été définis comportant en tout onze questions.

Un premier champ, intitulé « Enjeux des laboratoires pharmaceutiques », consiste à questionner le public sur le rôle d'un laboratoire pharmaceutique dans la société, le rôle des dirigeants et d'identifier si l'enjeu financier prime d'après eux. Ce champ a donc pour objectif de définir les représentations du grand public sur la place d'un laboratoire dans la société entre enjeux théoriques et enjeux vécus. Il contient quatre questions, la première et la quatrième étant semi-ouvertes, les questions deux et trois étant ouvertes :

1)-Quels sont pour vous les objectifs d'un laboratoire pharmaceutique (classez vos réponses par ordre de priorité)
2)-Quel est le rôle d'un dirigeant de laboratoire pharmaceutique selon vous ?
3)-Comment pensez-vous qu'un dirigeant de laboratoire pharmaceutique soit arrivé à ce poste ?
4)-Pensez-vous qu'un laboratoire pharmaceutique puisse avoir d'autres objectifs que financiers ? Lesquels ?
Un second champ, intitulé « Différences entre laboratoires pharmaceutiques homéopathiques et laboratoires pharmaceutiques de médecine conventionnelle », consiste à questionner le public sur la place qu'occupent les laboratoires pharmaceutiques de médecine conventionnelle et non conventionnelle et leurs dirigeants dans la société. Il a pour enjeu d'identifier les représentations du public sur la façon dont les laboratoires pharmaceutiques de médecine non conventionnelle sont perçus dans la société en rapport aux autres types de laboratoires. Ce champ contient cinq questions semi-ouvertes :

5)-Pensez-vous qu'un dirigeant de laboratoire pharmaceutique vendant de l'homéopathie et des médecines naturelles choisit cette thématique par conviction ou pour d'autres raisons ?
6)-Pensez-vous qu'un dirigeant d'un laboratoire pharmaceutique vendant de l'homéopathie et des médecines naturelles aurait pu diriger aussi un laboratoire de médicaments conventionnels ? Pourquoi ?
7)-Pensez-vous que le choix de diriger un laboratoire pharmaceutique vendant de l'homéopathie ait un impact négatif ou positif sur la réputation/carrière du laboratoire et de ses dirigeants ?
8)-Pensez-vous que le choix de diriger un laboratoire pharmaceutique vendant des médicaments conventionnels ait un

impact négatif ou positif sur la réputation/carrière du laboratoire et de ses dirigeants ?
9)-Pensez-vous qu'il est plus facile ou équivalent, en France à l'heure actuelle, de diriger un laboratoire pharmaceutique vendant de l'homéopathie et des médecines naturelles ou de diriger un laboratoire vendant des médicaments conventionnels ? Pourquoi ?

Un troisième champ, intitulé « genre », consiste à appréhender la représentation du public sur l'implication du genre dans la profession de dirigeant de laboratoire pharmaceutique et ses conséquences positives ou négatives. Cette dimension est transversale à l'ensemble du projet. Ce champ contient deux questions semi-ouvertes :

10)-Est-ce pour vous un avantage, un inconvénient ou sans conséquences d'être un homme pour devenir un dirigeant de laboratoire pharmaceutique ? Expliquez.
11)-Est-ce pour vous un avantage, un inconvénient ou sans conséquences d'être une femme pour devenir un dirigeant de laboratoire pharmaceutique ? Expliquez.

Présentation des récits de vie des OBJ5 et OBJ9 :

Les récits de vie sont réalisés téléphoniquement et sont enregistrés avec accord préalable du sujet. Toutes les informations nécessaires à propos du projet sont données. Avant de débuter l'entretien il est demandé au sujet s'il souhaite des informations complémentaires en plus des informations mentionnées par mail et sur le site dont l'adresse lui a été envoyée au préalable. Les entretiens durent entre 45 min et 2 heures. Des notes sont également prises lors de l'entretien. Les sujets sont informés qu'ils peuvent à tout moment demander des informations sur les données collectées, les modifier ou supprimer leur consentement même après l'entretien.

L'entretien narratif débute par une problématique énoncée, le chercheur restant dans une attitude d'empathie (comprendre le sujet), d'acceptation inconditionnelle (éprouver de l'intérêt pour le sujet) et d'attitude non directive (pas d'intervention pouvant faire modifier ce qui est dit) comme le préconise Moliner et al., 2002 et évoqué dans la première partie de l'ouvrage.

Des questions sont ajoutées si nécessaire afin de demander d'approfondir certains propos ou de compléter, mais ceci n'est fait qu'à partir du moment où le sujet semble avoir terminé sa première partie de narration qui n'aura pas été interrompue au préalable.

Le récit de vie des experts et chercheurs (OBJ5) :

L'enjeu sera ici d'identifier les représentations d'experts travaillant sur la thématique de l'homéopathie tout comme de chercheurs dans le cadre de la santé non spécialisés sur cette thématique. L'analyse permettra de comprendre le parcours, les raisons conduisant chacun vers son choix professionnel et son choix ou non de spécialisation sur la thématique de l'homéopathie. Elle permettra tout à la fois de mieux cerner les représentations de chacun sur l'homéopathie et l'effet placebo.

Problématique énoncée au sujet interrogé : Pouvez-vous me raconter votre parcours de vie et vos raisons/motivations qui vous ont conduit à devenir chercheur/scientifique d'une part puis à vous spécialiser sur votre thématique de recherche d'autre part ? Dans un dernier temps vous me direz ce que vous pensez de l'homéopathie en général et des recherches qui sont menées. Prenez tout le temps nécessaire pour raconter ce parcours de vie et débuter votre narration à l'époque de votre vie qui vous semble la plus judicieuse (cela peut être dès le plus jeune âge ou plus tard…).

Une question sur le genre est posée en fin d'entretien afin d'identifier, de façon transversale au projet, la représentation que se fait le sujet de l'influence du genre dans son parcours professionnel et des obstacles éventuels rencontrés : « Le fait d'être un homme/une femme a-t-il eu une influence quelconque (obstacles/facilitateurs) sur votre parcours de vie professionnel et vos positionnements ? »

Les questions supplémentaires possibles en fonction des propos du sujet peuvent être de l'ordre suivant, qu'il soit expert sur le sujet de l'homéopathie ou non (exemples) :

-Les raisons de devenir chercheur en sciences ?
-Le choix d'un sujet controversé ou institutionnellement accepté ? Qu'est-ce qui semble plus facile/difficile pour un chercheur ?
-Avez-vous été confronté à des obstacles ou facilitateurs dans votre métier de chercheur ?
-Que pensez-vous de l'homéopathie ? Des recherches en homéopathie ?
-Qu'est-ce que l'effet placebo ? L'homéopathie et l'effet placebo, qu'en pensez-vous ?
-Pourquoi pensez-vous que certains chercheurs/médecins aient pu faire le choix de s'orienter sur la thématique de l'homéopathie ? Quels intérêts, quelles motivations les guident, que pensez-vous de leur positionnement ?
-Avez-vous été confronté à des obstacles ou facilitateurs dans votre métier de chercheur lors de votre spécialisation (sur l'homéopathie) ?
-Comment qualifieriez-vous votre carrière et réputation de chercheur avant votre spécialisation sur la thématique de l'homéopathie ? Puis après votre spécialisation sur ce sujet ?
-Finalement quand on vous parle d'homéopathie, qu'est-ce qui vous vient à l'esprit ?
-Votre vision de la vie (philosophique) a-t-elle orienté votre positionnement professionnel et votre positionnement sur l'homéopathie ?

Le récit de vie des dirigeants de laboratoires pharmaceutiques (OBJ9) :

L'enjeu sera de définir les parcours de vie des dirigeants de laboratoires pharmaceutiques spécialisés ou non dans les médecines non conventionnelles afin de définir si ces orientations se font par conviction. Le rôle des laboratoires pharmaceutiques et de leurs dirigeants dans la société sera questionné, la représentation qu'ils se font des médecines non conventionnelles et de leur place dans la société sera analysée. Leurs représentations sur l'homéopathie et l'effet placebo seront questionnées.

Problématique énoncée au sujet interrogé : Pouvez-vous me décrire votre parcours de vie et vos raisons/motivations qui vous ont conduit à travailler dans le secteur pharmaceutique d'une part puis à devenir dirigeant d'un laboratoire pharmaceutique et à vous spécialiser dans l'homéopathie/les médecines non conventionnelles (*ou bien selon le sujet interrogé* : à vous spécialiser dans les médecines conventionnelles) ? Vous me direz dans un dernier temps ce que vous pensez de l'homéopathie en général et des recherches qui sont menées. Prenez tout le temps nécessaire pour raconter ce parcours de vie et débuter votre narration à l'époque de votre vie qui vous semble la plus judicieuse (cela peut être dès le plus jeune âge ou plus tard...).

Une question sur le genre est posée en fin d'entretien afin d'identifier, de façon transversale au projet, la représentation que se fait le sujet de l'influence du genre dans son parcours professionnel et des obstacles éventuels rencontrés : « Le fait d'être un homme/une femme a-t-il eu une influence quelconque (obstacles/facilitateurs) sur votre parcours de vie professionnel et vos positionnements ? ».

Les questions supplémentaires possibles en fonction des propos du sujet peuvent être de l'ordre suivant, qu'il soit dirigeant d'un laboratoire pharmaceutique de médecine conventionnelle ou non conventionnelle (exemples) :

-Objectifs d'un laboratoire pharmaceutique ? Objectifs uniquement financiers ?
-Objectifs et rôle d'un dirigeant ?

-Pourquoi s'orienter vers un laboratoire pharmaceutique sur l'homéopathie/médecine non conventionnelle (versus médecine conventionnelle) ? Est-ce par choix ?
-Avez-vous été confronté à des obstacles ou facilitateurs pour être dirigeant ? Pensez-vous que le choix d'un laboratoire portant sur l'objet de l'homéopathie/médecine non conventionnelle (versus médecine conventionnelle) a un impact sur ces obstacles ou facilitateurs rencontrés ?
-Pensez-vous que votre carrière et réputation sont fragilisées du fait d'avoir choisi un laboratoire pharmaceutique de médecine conventionnelle (versus l'homéopathie/médecine non conventionnelle), qu'est-ce qui vous amène à penser cela ?
-Est-il plus difficile de diriger un laboratoire pharmaceutique en homéopathie/médecine non conventionnelle ou en médecine conventionnelle à l'heure d'aujourd'hui en France ?
-Que pensez-vous de l'homéopathie ? Des recherches sur le sujet ?
-Qu'est-ce que l'effet placebo ? Homéopathie et effet placebo, qu'en pensez-vous ?
-Votre vision de la vie (philosophique) a-t-elle orienté votre positionnement professionnel et votre positionnement personnel sur l'homéopathie ?

Conclusion

Les données, et notamment les récits de vie et les réponses aux questions ouvertes, seront analysées grâce à un logiciel d'analyse de discours/statistiques IRamuTeQ – logiciel R. L'étude permettra de définir le noyau des représentations des différents protagonistes en faveur ou en défaveur de l'homéopathie à l'aide d'une analyse de similitudes voire d'une analyse factorielle des correspondances lorsque ce sera adéquat. Des études comparatives sur les différents champs de questionnements abordés aussi bien au sein des récits de vie que des questionnaires, permettront de mener à bien à cette analyse de représentations.

5. LE CORPS MÉDICAL – MÉDECINS ET PHARMACIENS

Sébastien MALPEL[1,2], Prisca BOUILLE[3], Marie-Laure GROULT[3]

[1] Université de Bourgogne-Franche-Comté
[2] Laboratoire CIMEOS, Dijon
[3] UFR Santé de Rouen

Introduction

L'objet d'étude 6 (OBJ6) étudie le corps médical. Les personnels de santé en général, mais peut-être les médecins plus encore, sont des acteurs majeurs de la controverse autour de l'homéopathie pour plusieurs raisons :

-Tout d'abord parce que certains d'entre eux, les médecins et les sages-femmes en particulier, ont un rôle de prescripteur. Les pharmaciens ont davantage un rôle de conseil, mais ils ont néanmoins le pouvoir de délivrer des remèdes homéopathiques.

-Ensuite, pour une part certainement importante du public patient, les praticiens font autorité. En tant qu'experts, ils sont habilités à donner leur avis publiquement. Même si leurs positions vis-à-vis de l'homéopathie sont en contradiction, leur légitimité à s'exprimer sur le sujet est reconnue.

-Enfin, il se trouve que le corps médical (médecins et pharmaciens principalement) est effectivement directement impliqué dans la controverse, puisqu'en 2018, 124 médecins ont signé (certains ayant souhaité rester anonymes) une tribune, publiée dans le Figaro, contre les médecines non conventionnelles (http://sante.lefigaro.fr). En 2019, ce sont les académies de médecine et de pharmacie qui se sont positionnées également pour le déremboursement de l'homéopathie (http://www.academie-medecine.fr). Par ailleurs, de nombreux autres médecins, aux côtés des laboratoires et des associations de patients, se mobilisent contre le déremboursement, notamment à travers le mouvement et la pétition « monhomeomonchoix » (https://monhomeomonchoix.f r/).

Publics visés

Dans le but de comprendre le positionnement des personnels de santé et les raisons de ce positionnement, dans cette étude, nous cherchons à cibler prioritairement les médecins et les pharmaciens français, sans *a priori*, qu'ils soient homéopathes, ou seulement favorables à l'homéopathie, l'utilisant de façon fréquente ou occasionnelle, ou bien au contraire opposés à la pratique de l'homéopathie.

Nous cherchons à étudier les représentations des médecins et des pharmaciens, quelle que soit leur spécialité, qu'ils exercent en hôpital (public ou privé), ou bien en libéral. À l'heure actuelle, nous recueillons également, mais de façon ponctuelle, les représentations de quelques autres personnels de santé, tels que des sages-femmes, infirmiers, et préparateurs en pharmacie par exemple. Nous envisageons d'élargir notre étude à ces personnels dans l'avenir, mais dans un premier temps, elle sera centrée sur le rôle des médecins et des pharmaciens.

Concernant l'étude du corps médical, nous avons choisi d'utiliser deux approches complémentaires, c'est-à-dire de recueillir d'une part des informations quantitatives, au travers d'un questionnaire, et d'autre part des informations qualitatives, en réalisant des entretiens semi-directifs.

Les deux méthodes présentent des intérêts et des limites comme cela a pu être développé dans la partie 1 de l'ouvrage, mais permettront de se compléter (Johnson & Onwuegbuzie, 2004). Nous avons initié les deux approches en parallèle.

Pour essayer de diffuser le questionnaire vers le plus de médecins possible, nous avons tenté plusieurs approches :

premièrement, nous avons contacté une association de médecins homéopathes, qui a accepté de diffuser le questionnaire à ses adhérents. Nous avons également indiqué sur le site du projet HOMEOCSS l'adresse e-mail à laquelle les médecins pouvaient nous contacter pour recevoir le lien et ainsi pouvoir remplir le questionnaire. Enfin, nous avons contacté également certaines URPS (Union Régionale des Professionnels de Santé) de France : en particulier l'URPS de Bourgogne-Franche-Comté et celle des Hauts-de-France, qui rassemblent chacune quelques milliers de médecins libéraux et qui ont accepté de relayer notre étude. Il s'agit ici de médecins de toutes tendances. L'association de médecins et l'URPS de Bourgogne-Franche-Comté ont participé à la modification du questionnaire, en faisant des propositions alternatives de certaines questions que nous avons intégrées en accord avec les deux parties. Par ailleurs, pour la diffusion du questionnaire destiné aux pharmaciens, nous avons utilisé une démarche similaire, en passant par l'association des maîtres de stage en pharmacie de Normandie, l'URPS de Bourgogne-Franche-Comté complétée par une diffusion dans des groupes fermés de pharmaciens sur les réseaux sociaux.

Hypothèses explicatives

Partant du fait que de nombreux médecins en France sont favorables à l'utilisation de l'homéopathie et à son remboursement, sachant que nombre d'entre eux en prescrivent régulièrement, nous souhaitons comprendre quels sont les facteurs qui déterminent leur positionnement. Est-ce que tous ces médecins sont convaincus par l'efficacité propre des remèdes homéopathiques ? Dans ce cas, comment ces médecins auraient-ils forgé cette conviction ? A-t-elle pu se construire au cours de leurs études de médecine, grâce à leurs lectures ou bien à partir de leur expérience professionnelle ?
Puisqu'au contraire beaucoup de médecins rejettent fortement l'homéopathie, comment pourrait-on expliquer une aussi importante divergence de points de vue ? Y aurait-il des

différences importantes dans les études universitaires de ces médecins ou bien dans leur parcours de vie ?

Le rejet que montre une partie des médecins vis-à-vis de l'homéopathie, l'agressivité et la virulence perçues par leurs confrères opposants invitent à s'interroger sur ces oppositions. Par ailleurs, le fait d'être un homme ou une femme, a-t-il une influence sur la tendance à accepter ou rejeter l'homéopathie ? Est-ce que ceux qui l'acceptent aujourd'hui ont été davantage « soignés » à l'homéopathie pendant leur enfance ?

Enfin, il est probable que beaucoup de médecins n'ont pas un avis tranché (tout à fait pour ou absolument contre l'homéopathie). Nous souhaitons donc explorer le positionnement des médecins dans toute sa diversité et sa complexité. Par exemple, il est possible que, sans être complètement convaincus par l'efficacité de l'homéopathie, de nombreux médecins l'ont expérimentée et ont été satisfaits par les résultats obtenus.

Par ailleurs, une de nos hypothèses est que beaucoup de médecins qui prescrivent de l'homéopathie ne seraient pas forcément tous convaincus par son efficacité propre, mais chercheraient à bénéficier de l'effet placebo.

Contenu des questionnaires et des entretiens semi-directifs

Les deux types d'approche, questionnaires et entretiens, permettent d'aborder des thèmes identiques, dont nous détaillerons l'intérêt plus loin :
1)-Études et formation
2)-Relations au patient
3)-Convictions concernant l'homéopathie
4)-Communication et débat
5)-Sphère familiale

Les questionnaires médecins et pharmaciens

Une première version du questionnaire a été pensée pour s'adresser aussi bien aux médecins qu'aux pharmaciens. Le détail de son contenu a ensuite été remanié et deux versions distinctes ont été réalisées. La première, destinée aux médecins et la seconde, destinée aux pharmaciens. L'intégralité des questions posées est donnée ci-après. Ces questionnaires seront traduits en polonais après la première partie d'analyse afin d'entrer dans l'étude comparative France-Pologne.

Traditionnellement, les questionnaires contiennent une majorité de questions fermées, qui permettent une analyse quantitative des réponses (Abric, 2011).

Sur un total de 47 questions que contiennent nos questionnaires, 20 questions sont fermées, dont 12 demandent une réponse par oui ou par non et 17 questions sont semi-ouvertes. Il s'agit alors de questions à choix multiples, avec une éventuelle demande de précision. Nous avons choisi également de poser deux questions qui demandent une réponse numérique, en pourcentage, allant de 0 %, tout à fait défavorable à 100 %, tout à fait favorable. Ce type de proposition permet aux personnes interrogées d'exprimer un avis nuancé, mais les données restent facilement analysables d'un point de vue quantitatif. Enfin, les questionnaires comportent également 10 questions ouvertes, qui permettent au sujet de s'exprimer librement dans un cadre de texte. Sur ces 10 questions ouvertes, 5 contiennent le mot « pourquoi » et constituent des demandes de précisions concernant une précédente question. Ce type de réponses requiert une analyse qualitative des données, concernant les thèmes abordés et le vocabulaire utilisé. Pour cette analyse, nous utiliserons notamment le logiciel Iramuteq détaillé dans la partie 1 de l'ouvrage.

Les questionnaires destinés aux médecins et aux pharmaciens ont été générés grâce à une application, un sondage en ligne (logiciel libre LimeSurvey version 2.65.0), disponible sur l'intranet de l'Université de Bourgogne-Franche-Comté. Il a suffi ensuite de communiquer l'adresse (l'URL) correspondante, pour permettre aux personnes ciblées d'accéder et de répondre au questionnaire en ligne. Pour les personnes qui le préféraient, nous avons également diffusé le questionnaire sous forme d'un fichier .doc, que les personnes pouvaient nous renvoyer par e-mail ou par courrier. Un nombre de réponses d'au moins 100 a été visé par questionnaire, comme cela a été évoqué dans la partie 1 de l'ouvrage, afin d'avoir un N assez grand pour traiter les données. Un suivi des adresses IP a été réalisé afin de s'assurer de la non-redondance de connexions d'un même utilisateur.

Dans les questionnaires, les thèmes abordés sont les mêmes que dans les entretiens semi-directifs (la liste des thèmes et leur intérêt seront discutés plus loin).

Les questions posées

I. Études / formation

Où avez-vous fait vos études de médecine/pharmacie ?
En quelles années ?
Avez-vous suivi une formation en homéopathie ?
Si oui, précisez : pendant vos études de médecine ? □ Après □
Si non, souhaiteriez-vous suivre une formation en homéopathie ? Ou prévoyez-vous de le faire ?
Avez-vous un diplôme de médecin qualifié en homéopathie ? Si oui, précisez lequel. *(Question posée uniquement aux médecins.)*
Pouvez-vous préciser où vous avez suivi cette formation, quand et sa durée en nombre d'heures ?
Avez-vous suivi une spécialisation médicale ?
Si oui, laquelle ?

II. Relations aux patients

Êtes-vous prescripteur de médicaments homéopathiques ?
Conseillez-vous des médicaments homéopathiques ?
Si oui, à quelle fréquence ?
Depuis quand ?
Si non, pourquoi ?
L'envisageriez-vous ?
Vous arrive-t-il de faire appel à d'autres formes de médecines complémentaires ?
Si oui, lesquelles ?
Avez-vous constaté personnellement une amélioration chez vos patients après un traitement homéopathique ?
Avez-vous constaté personnellement une aggravation chez vos patients après un traitement homéopathique ?

III. Convictions

Êtes-vous favorable à l'utilisation et à la pratique de l'homéopathie ? (Choisissez un pourcentage entre 0 % : totalement défavorable et 100 % : tout à fait favorable)

0 10 20 30 40 50 60 70 80 90 100

Pourquoi ?
Quels sont d'après vous les avantages de cette thérapeutique ?
Quels sont d'après vous les inconvénients de cette thérapeutique ?
Êtes-vous convaincu(e) par l'efficacité des médicaments homéopathiques ?
(Indiquez la force de votre conviction sur cette échelle : de 0 % : pas du tout convaincu à 100 % : tout à fait convaincu.)

0 10 20 30 40 50 60 70 80 90 100

Êtes-vous convaincu(e) par leur efficacité physiologique ?
Si oui, pouvez-vous préciser un mode d'action possible ?
Si vous n'êtes pas convaincu(e), pourquoi ?
Êtes-vous convaincu(e) par l'existence d'un effet placebo lié à la prise de médicaments homéopathiques ?
Pouvez-vous préciser ce qu'est selon vous l'effet placebo ?
Sur quelle base avez-vous fondé votre conviction quant à l'efficacité (ou l'inefficacité) de l'homéopathie ?
Avez-vous changé d'opinion quant à l'homéopathie, au cours de votre vie ?
Pouvez-vous relater un événement, ou indiquer au moins une publication, qui a fondé votre conviction ? (si possible dater cet événement)

IV. Communication et débat

Vous arrive-t-il de communiquer ou d'échanger sur l'homéopathie ?
Si oui, avec qui ? Dans quelles circonstances ?
Êtes-vous personnellement intervenu(e) dans le débat sur l'inefficacité et le déremboursement de l'homéopathie ?
Si oui, par quel moyen de communication ?
Est-ce qu'il vous arrive de débattre / discuter sur internet / les réseaux sociaux à propos de l'homéopathie ?
Si oui, à quelle fréquence ?
Sur quel(s) site(s) ?
Êtes-vous d'accord avec le déremboursement de l'homéopathie ?
Pourquoi ?

V. Sphère familiale

Dans votre foyer, qui s'occupe davantage de soigner vos proches ?
Qui achète généralement les médicaments ?
Utilisez-vous préférentiellement l'homéopathie dans le cadre familial ?
Pourquoi ?

Dans votre enfance, qui s'occupait davantage de vous soigner ?
Avez-vous pris des médicaments homéopathiques étant enfant ?

L'entretien semi-directif

L'entretien semi-directif est une forme d'interview qui constitue un compromis entre le questionnaire oral, intéressant pour la précision des questions posées et des réponses attendues, et le récit de vie, qui offre au contraire une grande liberté de parole. L'entretien semi-directif permet de garder une certaine liberté dans la discussion, tout en dirigeant de temps en temps le sujet vers les questions d'intérêt (Doody & Noonan, 2013)

Un guide d'entretien a été utilisé pour réaliser les interviews, en adaptant simplement le vocabulaire, suivant que l'on s'adresse à un médecin ou à un pharmacien. Puisqu'il s'agit d'un entretien semi-directif, ces questions ne sont pas obligatoirement posées dans l'ordre et ne sont pas forcément toutes posées systématiquement. La priorité est donnée à la liberté de parole de la personne interviewée.

Lorsque nous réalisons ces interviews, nous gardons à l'esprit certains principes, semblables à ceux énoncés par Moliner (Moliner et al., 2002) :
-A aucun moment nous ne cherchons à mettre en doute, les connaissances, les « vérités » avancées par nos interlocuteurs.
-Nous avons nos propres opinions et nos propres connaissances sur le sujet, mais elles nous sont utiles ici uniquement pour bien comprendre le propos de notre interlocuteur.
-Nous ne cherchons pas à influer sur la pensée, ni sur l'expression de la pensée de l'interviewé. Nous cherchons à rester neutre, afin de recueillir ses propos avec objectivité.
-Nous nous positionnons volontairement en tant que questionneur naïf. Les médecins adoptent d'ailleurs facilement une position d'expert ou d'enseignant, en utilisant des expressions, telles que « vous savez peut-être que », « vous comprenez ».

Le guide d'entretien a été initialement testé auprès de deux pharmaciens, la première fois en présentiel, la deuxième fois au téléphone. Ces pré-tests ont abouti à quelques modifications du guide, notamment concernant l'ordre des thèmes abordés, pour aboutir à la version présentée ci-après. Les entretiens se font généralement en présentiel avec les pharmaciens, et généralement au téléphone avec les médecins. Dans tous les cas, les entretiens sont enregistrés, soit grâce au téléphone portable, soit en utilisant un ordinateur, après avoir obtenu le consentement éclairé de la personne. Enfin, nous avons choisi d'effectuer la retranscription complète des interviews, en nous aidant des logiciels de reconnaissance vocale gratuits (inclus dans google docs ou bien dans office 365).

Guide d'entretien médecins/pharmaciens

FICHE D'IDENTITE
Age / Spécialité / Ancienneté

I. Etudes / formation

Où et quand avez-vous fait vos études ?
Avez-vous exercé en hôpital ?
Avez-vous suivi une formation spécifique en homéopathie ?
Avez-vous suivi une spécialisation ?

II. Relations aux patients / prescription / conseil

Êtes-vous prescripteur / conseil de médicaments homéopathiques ? Ou l'avez-vous été ?
Prescrivez-vous / Conseillez-vous également d'autres formes de traitements ?
Comment réagissez-vous face à un patient qui réclame / refuse de l'homéopathie ?
En pratique, comment se passe une consultation / un conseil en homéopathie ?

III. Convictions

Êtes-vous favorable à la pratique de l'homéopathie ?
Êtes-vous convaincu par l'efficacité de l'homéopathie ?
Que pensez-vous de l'effet placebo ?
Sur quelle base avez-vous fondé votre conviction ?
Votre conviction a-t-elle changé ?

IV. Communication et débat

Vous arrive-t-il de communiquer, d'échanger sur l'homéopathie ?
Pourquoi pensez-vous qu'autant de vos collègues soient pour / contre ?
Comment réagissez-vous face à des collègues / institutions en désaccord avec vous ?
Que pensez-vous du débat actuel sur l'inefficacité et le déremboursement de l'homéopathie ?
Comment expliquer ce profond désaccord entre médecins ?
Comprenez-vous la position des médecins qui sont en désaccord avec vous ?
Quel impact possible sur votre pratique ?
Est-ce qu'il vous arrive de débattre / discuter en ligne, sur internet / les réseaux sociaux ?

V. Sphère familiale

Dans votre foyer, qui s'occupe davantage de soigner vos proches (enfants, parents...) ?
Utilisez-vous préférentiellement l'homéopathie, dans le cadre familial ?

Déroulement des entretiens et thèmes abordés identiques au questionnaire

Au début de l'entretien, il est demandé à la personne de se présenter simplement. Son âge, son ancienneté, sa spécialité, la ville où elle exerce... des informations pratiques qui pourraient être utiles une fois croisées avec les réponses qui nous intéressent.

Les premières questions posées portent sur la formation et les études. Ce sont des questions qui permettent à la personne de commencer l'interview facilement en la mettant à l'aise et nous permettent d'identifier son parcours. Ces questions visent notamment à déterminer si un profil particulier de médecin/pharmacien peut être lié à une formation particulière. Ensuite, la parole du sujet se libère progressivement durant l'entretien.

La deuxième partie de l'entretien porte sur le rapport au patient. C'est une partie dans laquelle on demande au praticien s'il utilise l'homéopathie, régulièrement, ou bien occasionnellement, ou pas du tout. Il est demandé aussi ici s'il utilise d'autres formes de médecines. Questions simples qui peuvent parfois être un peu gênantes, car il arrive que des médecins prescrivent de l'homéopathie, malgré des convictions opposées. Souvent la question des convictions est déjà abordée à ce moment de l'entretien. Dans cette partie, on peut demander également au praticien de décrire un peu sa pratique quotidienne afin de savoir s'il lui arrive d'être confronté à des patients qui refusent ou au contraire qui exigent de l'homéopathie.

La troisième partie porte sur les convictions vis-à-vis de l'homéopathie. Et la première question de cette partie est : “êtes-vous favorable à la pratique de l'homéopathie ?”. D'un point de vue formel cette question présente plusieurs inconvénients :

-les personnes interviewées ont souvent déjà partiellement répondu à cette question
-c'est une question fermée qui demande en principe une réponse par oui ou par non, ce qui n'est pas idéal dans le cadre d'un entretien semi-directif, il s'agit plutôt d'une question de questionnaire. Nous avons néanmoins préféré garder cette

question parce qu'elle suscite généralement une réaction assez forte. La personne a souvent tendance à exprimer ici sa conviction avec force, souvent comme s'il s'agissait d'une évidence. Généralement les personnes n'y répondent justement pas par oui ou par non.

Dans cette troisième partie, on aborde également un des aspects les plus importants de l'entretien : on interroge le praticien sur ce qu'il pense de l'efficacité de l'homéopathie. Est-il convaincu par son efficacité au niveau physiologique ? Et le pendant de cette question, c'est l'effet placebo. Est-ce qu'il pense que, s'il existe une certaine efficacité, celle-ci repose partiellement ou totalement sur l'effet placebo ? Il est parfois utile de lui demander alors de définir l'effet placebo.
Ce qui nous intéresse particulièrement ici, c'est la diversité des représentations concernant l'homéopathie et son mode d'action, qui apparaît très rapidement au travers des questionnaires et des premiers entretiens. Une question essentielle à laquelle nous souhaiterions répondre est : comment des médecins, des pharmaciens, ayant tous une formation médicale, donc une formation initiale dans le domaine des sciences, peuvent avoir des opinions et des représentations aussi variées concernant l'homéopathie ?

La quatrième partie de l'entretien porte sur la communication et le débat autour de l'homéopathie. Nous souhaitons d'abord savoir si la personne communique à propos de l'homéopathie, simplement avec ses proches (familles, amis, collègues) ou, plus encore, si elle s'est impliquée de façon publique dans ce débat. Enfin, nous l'interrogeons sur son positionnement dans ce débat et les raisons de ce positionnement, ainsi que sur ce qu'elle pense de la partie adverse. Ces questions visent, entre autres choses, à déterminer dans quelle mesure la personne interrogée est actrice du débat sur l'homéopathie.

La dernière partie de l'entretien porte sur la sphère familiale. Cette partie concerne sans doute les données les plus sensibles, puisqu'on touche ici à la sphère privée. En raison de cet aspect sensible, c'est sans doute une bonne chose que l'on aborde cette partie en dernier. En effet, l'entretien touchant à sa fin, on a pu généralement obtenir la confiance de l'interlocuteur et il peut à présent plus facilement se confier. À travers cette dernière partie, nous cherchons à comparer la pratique professionnelle de ces personnes avec la façon dont elles s'occupent de leurs proches, leurs enfants le cas échéant. Est-ce que la personne s'occupe elle-même de soigner ses enfants ? Est-ce que c'est quelqu'un d'autre qui s'en occupe ? Et utilise-t-elle l'homéopathie dans ce cadre-là ?

Les médecins pourraient avoir un rapport différent à l'homéopathie, suivant qu'ils sont hommes ou femmes. En effet, il est connu que, dans la sphère familiale (Leroy, 2014 ; Vidal & Salle, 2017) le rapport au soin des proches est différent entre hommes et femmes, les femmes étant le plus souvent en charge des soins aux enfants. Il est donc possible que le genre féminin et peut-être plus spécifiquement la maternité, à travers les soins apportés aux enfants, aient finalement une influence sur l'utilisation de l'homéopathie dans le milieu professionnel. Nous chercherons donc à analyser les données également sous l'angle du genre de façon transversale au projet, en intégrant les facteurs de la vie quotidienne.

6. LA SPHÈRE PUBLIQUE : LES PATIENTS

Mohamed DJOUANI [1,2]

[1] *Université de Bourgogne-Franche-Comté*
[2] *Laboratoire CIMEOS, Dijon*

Introduction

L'objet de cette étude s'articule autour d'une enquête descriptive, des pratiques de consultations homéopathiques, et autour d'entretiens narratifs sur le sujet. La littérature qui concerne les études sur l'homéopathie comporte le plus souvent des approches cliniques voire quantitatives, mais peu l'abordent comme un système complexe. L'objectif principal consiste à mieux comprendre les raisons qui conduisent des patients à faire le choix de l'homéopathie, notamment, en consultant un médecin spécialisé dans ce domaine, et à comprendre les raisons qui conduisent des patients à rejeter cet objet. Il s'agit d'étudier cette pratique de santé en convoquant les patients, à partir de leur propre historique de santé, pour bien saisir la complexité de leur parcours. Il s'agit également de mettre en lumière le cheminement des patients, vers la consultation ou la non-consultation en homéopathie et de comprendre tous les aspects perçus par ce trajet : les comportements de santé, le discours des patients, le questionnement sur la contribution ou non de cette pratique, la façon dont ils intègrent ou non cette pratique à leur vie.

Plusieurs questions ont pu dès lors émerger : Qu'est-ce qui amène les patients à consulter ou non en médecine homéopathique, à s'engager ou non dans cette pratique de santé ? Pourquoi pensent-ils que cette pratique est ou n'est pas utile ? Comment ces patients arrivent-ils à cette démarche, dans leur histoire de santé ? Que signifie, pour eux, le recours ou le non-recours à la consultation homéopathique ?

Public visé

Le recrutement des patients s'est fait auprès du grand public et aucune rémunération n'a été versée, ni proposée pour participer à cette étude. L'anonymat était un élément essentiel de l'étude, chaque participant a ainsi pu répondre librement aux différentes questions.

Les questionnaires ont été adressés au grand public, par l'intermédiaire d'un sondage en ligne (logiciel libre Lime Survey version 2.65.0). Un nombre de réponses d'au moins 100 a été visé par questionnaire, comme cela a été évoqué dans la partie 1 de l'ouvrage, afin d'avoir un N assez grand pour traiter les données. Un suivi des adresses IP a été réalisé, afin de s'assurer de la non-redondance de connexions d'un même utilisateur.

Un questionnaire a été soumis par le biais du site web du projet. Par ailleurs, ce questionnaire a été envoyé à des patients issus d'une association qui utilise l'homéopathie. Le recueil de données a permis de distinguer une multiplicité de positionnements sociaux face à l'homéopathie. Un premier panel de patients relevant de l'association et affichant clairement un positionnement pro-homéopathie a pu être identifié. Un second panel de patients avec un positionnement plutôt anti-homéopathie et issu de l'évènement twitter (du 10 et 11 février 2019 sur notre site web) a pu être identifié, grâce notamment au suivi de l'analyseur de site web du projet (Google Analytics), permettant de reconnaître la source du réseau social. Un troisième panel de patients issu d'un public toute tendance a pu être également identifié.

Le questionnaire a été adressé au public entre janvier et août 2019. On relève dans l'ensemble des réponses aux questionnaires, sur 534 réponses, 292 pour le premier panel de patients, 150 pour le second, et 92 pour le troisième.

On peut s'interroger sur l'expérience de consultation dans leurs positionnements au regard de leur parcours de vie, de leur santé. Qu'est-ce qui oriente les sujets à se positionner sur cette controverse, que ce soit pour des besoins de santé spécifiques ou généraux ?
Il est intéressant d'appréhender leur parcours de vie et de santé pour mieux comprendre leur positionnement, en prenant en compte tous les aspects perçus par ce trajet (l'état de santé, prise de médicaments, comportements de santé, l'impact sur la santé…).
Comment perçoivent-ils cette pratique de santé dans leur quête de guérison et d'amélioration de leur condition de vie ?
On peut également s'interroger sur leur statut de santé individuel et se demander quelle place ils accordent à cette pratique. Quelle utilité sociale et quel rapport entretiennent-ils avec la question de l'homéopathie ?

Contenu du questionnaire et de l'entretien narratif

Le questionnaire

Dans une phase de pré-test, le questionnaire a été soumis à 10 volontaires afin de valider sa forme et son contenu.

Il est présenté en une seule partie et contient quinze items, dont dix permettent de répondre à l'objectif de l'étude, cinq de déterminer le profil du patient et sa formation. Les questions sont présentées sous forme de QCM (questions à choix multiples) et de questions-réponses. Le type ouvert ou fermé des questions est volontairement mixte. En effet, une question fermée est plus rapide pour le sujet interrogé, alors qu'une question ouverte, permettant une réponse plus exhaustive, est plus chronophage pour le patient. Toutefois, les questions ouvertes donnent la possibilité aux patients de s'exprimer de façon plus complète. Le but étant de mieux appréhender les représentations des patients sur le sujet. En effet, comme l'indique Abric (2011), « l'utilisation de questions ouvertes, proposant à l'enquêté un large éventail de réponses, c'est-à-dire lui offrant la possibilité de mettre en œuvre sa propre démarche. Pour l'étude des représentations, le questionnaire devrait être conçu de telle façon qu'il permette et qu'il valorise l'activité de la personne interrogée ».

Le questionnaire comporte plusieurs niveaux avec 10 questions qui portent sur les représentations qu'ont les patients de l'homéopathie, sur le recours à cette médecine, sur son efficacité, sur l'expérience de consultation, et les modalités de traitement (en prévention ou en traitement de fond). Les réponses des patients peuvent être binaires (Oui / Non) avec la possibilité de justifier leur choix. Le premier niveau permet de renseigner le profil des patients : le sexe, l'âge, le niveau d'étude, la catégorie socioprofessionnelle, et la couverture sociale du patient. Le second porte sur les représentations qu'ont les patients sur l'homéopathie, avec une question ouverte :

1)-Qu'est-ce que l'homéopathie, d'après vous ?

Le troisième niveau porte sur le recours à cette médecine, ainsi que sur la consultation d'un médecin homéopathe. À travers ce questionnement, il s'agit d'éclairer le parcours du patient et d'explorer les raisons qui amènent celui-ci à consulter un médecin homéopathe. Ce qui permet de mieux comprendre sa trajectoire et les raisons qui le conduisent à se tourner vers cette médecine. Le patient doit répondre à deux questions semi-ouvertes et une question ouverte :

2)-Avez-vous déjà eu recours à l'homéopathie pour vous soigner ? Pourquoi ?
3)-Si vous avez déjà eu recours à l'homéopathie, quel contexte vous y a conduit ? (Expérience vécue dans votre entourage, informations sur le sujet...)

4)-Avez-vous déjà consulté un médecin homéopathe pour vous soigner ? Si oui dans quel cas ?

Le quatrième niveau porte sur la prise d'un traitement homéopathique, en interrogeant le patient sur le positionnement et le degré d'efficacité par rapport à un médicament classique. Le patient doit répondre à 3 questions semi-ouvertes :

5)-Prenez-vous un traitement homéopathique ? (Des médicaments homéopathiques ?) Pourquoi ?
6)-Pensez-vous que le médicament homéopathique est plus efficace, moins efficace, ou équivalent à un médicament classique ? Pourquoi ?
7)-Pensez-vous que le médicament homéopathique soit équivalent à un effet placebo ? Pourquoi ?

Le cinquième niveau consiste à interroger le patient sur l'origine de ses sources d'informations, en vue d'identifier son positionnement sur le sujet de l'homéopathie. Dans quel contexte et à travers quels moyens, quels supports, le patient recherche des informations pour se faire une opinion sur l'homéopathie. Il doit répondre à une question ouverte :

8)-Où cherchez-vous vos informations pour vous positionner sur l'homéopathie ? (Presse, article de recherche, contexte personnel…).

Le dernier niveau de questionnement a pour but de connaitre les raisons de recourir à l'homéopathie. L'enjeu est de savoir si le patient prend de l'homéopathie à titre préventif ou en traitement de fond pour soigner une pathologie. Il doit répondre à deux questions semi-ouvertes :

9)-Prenez-vous de l'homéopathie en prévention ? Si Oui, pour quelle pathologie ?
10)-En traitement de fond ? Si Oui, pour quelle pathologie ?

L’entretien narratif

Les entretiens narratifs sont réalisés par téléphone ou en présentiels, et sont enregistrés avec accord préalable du sujet. Toutes les informations nécessaires à propos du projet sont données. Avant de débuter l’entretien, il est demandé au sujet s’il souhaite des informations complémentaires, en plus des informations mentionnées par mail et sur le site, dont l’adresse lui a été envoyée au préalable. Les entretiens durent entre 30 minutes et 2 heures. Des notes sont également prises lors de l’entretien. Les sujets sont informés qu’ils peuvent, à tout moment, demander des informations sur les données collectées, les modifier ou supprimer leur consentement, même après l’entretien, dans le cadre de la réglementation RGPD en vigueur.

Un guide d’entretien est établi, en vue de mieux cerner l’expérience de consultation et de pratique de santé du patient, à travers le récit de vie ou nommé aussi entretien narratif. L’entretien narratif est important, pour cette activité de construction de sens qui s'établit entre le chercheur et le patient. Il s’agit d’instaurer une relation, dans laquelle le chercheur implique activement le patient, à construire du sens sur ce qu’il livre.

Le récit de vie permet de faire « émerger le sens que les patients accordent à leurs actions, en stimulant notamment leurs capacités réflexives ». Comme le soulignait Paul Ricœur (1992), le récit de vie comme expérience narrative, permet de retracer une trajectoire singulière. Le patient dès lors qu’il évoque son parcours, met en scène plusieurs sphères (familiale, économique, individuelle, médicale, sociétale).

À travers cette narration, il s’agit de comprendre et de mieux cerner les raisons qui motivent les actions du point de vue du patient. Il s’agit de le solliciter pour « qu’il raconte un fragment de sa vie personnelle, dont la temporalité peut varier, puisqu’il choisit lui-même la période d'où son récit débute » (Chaxel S. et al. 2014). Cela n'est possible qu'en lui donnant la parole.

L'entretien est initié par une question ouverte : « Parlez-moi, racontez-moi, décrivez-moi votre relation, vos rapports avec l'homéopathie ».

Le récit n'est pas un monologue. Il se construit au travers de l'entretien et de questions de relance. Il s'agit d'amener le patient à raconter les différentes étapes de sa trajectoire, telles qu'il s'en souvient ou telles qu'il les juge. Suite à cela, il est important de relancer la discussion, afin de faire émerger les différentes alternatives que pourrait avoir le patient.

La retranscription intégrale des entretiens constitue le corpus de base, pour l'analyse des entretiens. L'objectif est d'illustrer et de reconstituer les dimensions de la trajectoire pouvant permettre de rendre compte de l'expérience de consultation du patient.

L'utilisation d'un guide d'entretien dans la méthodologie du recueil de données offre un puissant outil pour découvrir les expériences complexes des patients dans les traitements et les décisions liés à leur santé (Broom, 2005). Ce choix d'avoir recours au guide d'entretien, s'appuie sur le fait qu'il a une grande capacité à éclairer le phénomène à l'étude (Bhavnani, 1988 ; Del Busso, 2007). Le guide d'entretien « constitue une technique de collecte de données fréquemment utilisée dans une recherche associée aux paradigmes interprétatifs et constructivistes, quand il s'agit de comprendre le sens d'un phénomène tel que compris par un acteur ». (Savoie-Zajc, 1997, p. 263).

Problématique de l'entretien avec le sujet

Les premières questions de relances adressées au sujet sont les suivantes, qu'il soit en faveur ou en défaveur de l'homéopathie.

Elles visent à cerner l'origine, les raisons, la temporalité et les liens avec le sujet de l'homéopathie :

-Parlez-moi, racontez-moi, décrivez-moi votre relation, vos rapports avec l'homéopathie.
-Pourriez-vous me dire pourquoi vous prenez (ou ne prenez pas de l'homéopathie) ?
-Pourriez me préciser depuis combien de temps ?
-Pourriez-vous me parler de vos attentes, des raisons qui motivent votre choix ?

Les relances suivantes ont pour objet de mieux appréhender les représentations du sujet concernant le rapport entre l'homéopathie et les médecines conventionnelles :

-Selon vous, quelles différences faites-vous entre l'homéopathie et les médecines conventionnelles ?
-D'après vous, quels sont les avantages et / ou les inconvénients de l'homéopathie ?
-Que pensez-vous de l'homéopathie et de l'effet placebo ?
-Voyez-vous des différences entre la consultation en médecine homéopathique et une consultation conventionnelle ? Qu'est-ce que vous aimez et / ou n'aimez pas ?
-Qu'avez-vous appris lors des consultations en médecine homéopathique ? Vous servez vous de ces informations ? Dans quelles situations ?
-Qu'est-ce que ça a changé pour vous ? Concernant vos habitudes de vie ? votre comportement face à la santé ou à la maladie ? celles de vos proches, de votre famille ?
Les autres relances interrogent le patient sur le niveau de satisfaction ou d'insatisfaction de la médecine homéopathique.
-Etes-vous satisfait ou non satisfait de la médecine homéopathique ? Pourquoi ?
-Y a-t-il des maladies pour lesquelles vous pensez que la médecine homéopathique est efficace/ inefficace ou utile ?
-Comment voyez-vous le rôle (la place) de l'homéopathie dans le système de santé ?

Quelles sont vos sources d'information pour vous positionner sur le sujet de l'homéopathie ? (Médias, articles de recherche, famille, croyances...).

Conclusion

Les données issues des questionnaires et des récits de vie, particulièrement les réponses aux questions ouvertes, seront analysées grâce à un logiciel d'analyse de discours/statistiques IRamuTeQ – logiciel R. L'étude permettra de définir le noyau des représentations des différents protagonistes en faveur, en défaveur et intermédiaires face à l'homéopathie. Une analyse de similitudes ainsi qu'une analyse factorielle des correspondances permettant de comparer les trois groupes de patients (en faveur, en défaveur et intermédiaires) seront utilisées pour définir l'ancrage des représentations de chaque groupe.

PARTIE 3 :

RÉFÉRENCES BIBLIOGRAPHIQUES

Abric, J.-C. (1987). *Coopération, compétition et représentations sociales*. Paris : Cousset Delval. 229p.

Abric, J.-C. (2011). *Pratiques sociales et représentations*. Paris : PUF. 303p.

Académie nationale de Pharmacie, Académie nationale de Médecine. (2019). *L'homéopathie en France : position de l'Académie nationale de médecine et de l'Académie nationale de pharmacie*. En ligne sur le site de l'Académie nationale de Médecine. http://www.academie-medecine.fr/lhomeopathie-en-france-position-de-lacademie-nationale-de-medecine-et-de-lacademie-nationale-de-pharmacie/, consulté le 27/09/2019.

Akrich, M., & Méadel C. (2009). Les échanges entre patients sur internet. *La Presse médicale*, 1484-1493.

Albe, V. (2006). Procédés discursifs et rôles sociaux d'élèves en groupe de discussion sur une controverse socio-scientifique. *Revue française de pédagogie*, 103-118.

Anadon, M. (2007). *La recherche participative, multiples regards*. In Anadon, M. (Ed.). Québec : Presses de l'Université du Québec. 221p.

Andres, R., Malpel, S., Pinsard, N., Ricaud, P., & Di Scala, E. (2018). The different sources of information contributing of the cancer's representations on a young public. In *7th International conference New perspectives in Science of Education* (pp.441-446), Florence, 22-23 mars 2018. Florence : Libreriauniversitaria.it edizioni.

Assemblée parlementaire (1999). *Une approche européenne des médecines non conventionnelles*. Rapport de la Commission européenne des affaires sociales, de la santé et de la famille. En ligne : http://www.assembly.coe.int/nw/xml/XRef/X2H-Xref-ViewHTML.asp?FileID=8014&lang=fr,consulté le 02/10/2019.

Akrich, M., & Méadel, C. (2009). Les échanges entre patients sur internet. *La Presse médicale*, 38, 1484-1493.

Badouard, R., & Mabi, C. (2015). *Controverses et débat public : nouvelles perspectives de recherche*. Paris : Hermès. 298p.

Barats, C. (2013). *Manuel d'analyse du web en Sciences Humaines et Sociales*. Paris : Armand Colin. 272p.

Bariety, M., & Poulet, J. (1970). Les débuts de l'homéopathie en France. *Histoire des sciences médicales* (2), 77-85.

Barnes, S. (2004). Issues of Attribution and Identification in Online Social Research. In Johns, M., Chen, S., & Hall G. (Eds), *Online Social Research: Methods, Issues, and Ethics* (pp. 32-52). New York : Peter Lang.

Becker, H.-S. (1988). *Les Mondes de l'Art*. Paris : Flammarion. 382p.

Bertaux, D. (1997). *Le récit de vie (4e éd)*. Paris : Armand Colin. 127p.

Bhavnani, K. (1988). Empowerment and Social Research: Some Comments. *Text*, 8(1/2), 41-50.

Blanchet, A., & Gotman, A. (1992). *L'enquête et ses méthodes-l'entretien (2e éd)*. Paris : Armand Colin. 126p.

Bloor, D. (1983). *Sociologie de la logique ou les limites de l'épistémologie*. Paris : Association de Pandore. 190p.

Bloor, D. (1991). *Knowledge and social imagery (2e éd)*. London: The university of Chicago press (œuvre originale publiée en 1976). 209p.

Bornhoft, G., & Matthiessen, P.-F. (2011). *Homeopathy in Healthcare: Effectiveness, Appropriateness, safety, Costs*.

Germany: Springer Verlag. En ligne sur www.homeovet.cl/Libros/Homeopathy%20in%20 Healthcare%20Effectiveness,%20Appropriateness,20%Safety, %20Costs.pdf, consulté le 04/10/2019.

Bourdieu, P. (1981). La représentation politique [éléments pour une théorie du champ politique]. In *Colloque de la recherche en sciences sociales* (pp.3-24), Paris, mars 1981. Paris : La représentation politique.

Broom, A. (2005). Using qualitative interviews in CAM research: A guide to the study design, data collection and data analysis. *Complementary Therapies in Medicine,* 13, 65-73.

Callon, M. (1986). Eléments pour une sociologie de la traduction. *L'Année sociologique,* 36, 169-208.

Callon, M., Lascoumes, P., & Barthe, Y. (2001). *Agir dans un monde incertain. Essai sur la démocratie technique.* Paris : Seuil. 358p.

CAMbrella-wp2. (2012). *European research project on complementary and alternative medicine.* Report: ID 241951. 232p.

Charles, S. (2005). De la post-modernité à l'hypermodernité. *Argument*, 8(1), 1-13.

Chateauraynaud, F. (2007). La contrainte argumentative. Les formes de l'argumentation entre cadres délibératifs et puissances d'expression politiques. *Revue européenne des sciences sociales,* XLV-136.

Chavot, P., & Masseran, A. (2017). Controverse publique (sociologie des sciences). *Publictionnaire. Dictionnaire encyclopédique et critique des publics.* En ligne http://publictionnaire.huma-num.fr/notice/controverse-publique-sociologie-des-sciences/, consulté le 27/09/2019.

Chaxel, S., Fiorelli, C., & Moity-Maïzi, P. (2014). Les récits de vie : outils pour la compréhension et catalyseurs pour l'action, *L'approche biographique, Interrogations, n°17*, En ligne http:www.revue-interrogations.org, consulté le 27/09/2019.

Collectif. (2018). *L'appel de 124 professionnels de la santé contre les «médecines alternatives».* En ligne sur le site Le Figaro.fr - Santé. http://sante.lefigaro.fr/article/l-appel-de-124-professionnels-de-la-sante-contre-les-medecines-alternatives-/ consulté le 27/09/2019.

Collectif. (2019). *Dérembourser l'homéopathie ? Nous ne sommes pas d'accord !* En ligne sur le site MonHomeo*MonChoix*. https://monhomeomonchoix.fr/ consulté le 27/09/2019.

Coquidé-Cantor, M. (1994). *Pouchet savant vulgarisateur, Musée de la fécondité.* Nice : Z'Editions (Investigations scientifiques). 260p.

Danic, I. (2006). La notion de représentations pour les sociologues-premier aperçu. *Travaux et documents ESO*, (25), 29-32.

Dany L. (2016). Analyse qualitative du contenu des représentations sociales. In Monaco, G., Delouvée, S., & Rateau, P. (Eds), *Les représentations sociales* (pp.85-102), Bruxelles : De Boeck.

Davenas, E. et al., (1988). Human basophil degranulation triggered by dilute antiserum against IgE. *Nature Publishing Group*. 333(6176), 816-818.

De Carlos, P. (2015). *Le savoir historique à l'épreuve des représentations sociales : l'exemple de la préhistoire et de cro-magnons chez les élèves de cycle 3*, (Thèse de doctorat). Université de Cergy, Cergy. 857p.

Del Busso, L. (2007). Embodying feminist politics in the research interview: Material bodies and reflexivity. *Feminism and Psychology*, 17 (3), 309-315.

Delforce, B. (2004). Le constructivisme : une approche pertinente du journalisme. *Questions de communication,* 6, 111-134.

Di Scala, E. (2019). Controverses socio-scientifiques et représentations sociales. In Di Scala (Ed.), *Science en société* (pp. 12-23), Paris : L'Harmattan.

Doise, W. (1992). L'ancrage dans les études sur les représentations sociales. *Bulletin de psychologie*, (45), 189-195.

Doise, W., & Palmonari, A. (1986). *L'étude des représentations sociales*. Paris : Delachaux & Niestlé. 207p.

Doody, O., & Noonan, M. (2013). Preparing and conducting interviews to collect data. *Nurse Researcher*, 20(5), 28-32.

Durkheim, E. (1900). La sociologie et son domaine scientifique. *Rivista Italiana di Sociologia*, (4), 127–148.

EASAC, (2017). *Reports and statements, Biosciences, "Homeopathic products and practices".* En ligne sur le site EASAC https://easac.eu/publications/details/homeopathic-products-and-practices/, consulté le 04/10/2019.

ECHAMP, (2011). *Third edition of the availability of homeopathic and anthroposophic medicinal products in the Eu.* Report, 12p.

ECHAMP, (2013). *The availability of homeopathic and anthroposophic medicinal products in the Eu.* Report, 27p.

Erickson, T. (1999). Persistant Conversation: An Introduction. *Journal of Computer-Mediated Communication* 4 (4), 0-0. En ligne sur Onlinelibrary https://doi.org/10.1111/j.1083-6101.1999.tb00105.x., consulté le 04/10/2019.

Ertzscheid, O., Gallezot, G., & Simonnot, B. (2013). À la recherche de la “mémoire" du web : sédiments, traces et temporalités des documents en ligne. In Barats, C. (Ed.), *Manuel d'analyse du web en sciences humaines et sociales* (pp.53-73). Paris : Armand Colin (U).

Eysenbach, G., & Till. J.,-E. (2001). Ethical issues in qualitative research on Internet communities. *323*. En ligne https://doi.org/10.1136/bmj.323.7321.1103-1105, consulté le 04/10/2019.

Fabiani, J.-L. (2007). Disputes, polémiques et controverses dans les mondes intellectuels. *Revue mil neuf cent,* 45-60.

Faure, O. (2002). L'homéopathie entre contestation et intégration. *Actes de la recherche en sciences sociales*, (143), 88-96.

Feuillette, C. (2015). *Croyances et connaissances en homéopathie : enquêtes auprès de la population* (Thèse de doctorat de pharmacie). Université de Nantes, Nantes. 85p.

Flament, C., & Rouquette, M.-L. (2003). *Anatomie des idées ordinaires, comment étudier les représentations sociales*. Paris : Armand Colin. 176p.

Fottorino, E. (1997). *Une vérité hautement diluée*. En ligne sur le site du Journal Le Monde https://www.lemonde.fr/archives/article/1997/01/23/3-une-verite-hautement-diluee_3743676_1819218.html, consulté le 04/10/2019.

Gauthier, D. (2004). Journalisme et réalité : l'argument constructiviste. *Communications et langage,* 139, 17-25.

Gavillet, I. (2004). Pour un usage modéré du constructivisme en science de l'information et de la communication. *Questions de communication,* 6, 135-158.

Giddens, A. (1990). *Les conséquences de la modernité.* Paris : L'Harmattan. 192p.

Grémy, F., & Salmon, D. (1969). *Bases statistiques.* Paris : Dunod. 412p.

Grimaldi-Bensouda, L., Abenhaim. L., Massol, J., Guillemot, D., Avouac, B., Duru, G., Lert, F., Magnier. A-M., Rossignol, M., Rouillon, F., & Begaud, B. (2016). Homeopathic medical practice for anxiety and depression in primary care: the EPI3 cohort study. *BMC Complement Altern Med*, 16(1), 1104-2.

Guest, G., Bunce, A., & Johnson, L. (2006). How many interviews are enough? An experiment with data saturation and variability. *Field Methods*, 18(1), 59–82.

Hawke, K., Van Driel, M.L., Buffington, B.J., McGuire, T.M. & King, D. (2018). Homeopathic medicinal products for preventing and treating acute respiratory tract infections in children. *Cochrane database Syst Rev,* 9(9), CD005974.

Henry, M. (2016). Hofmeister series: The quantum mechanical viewpoint. *Current Opinion in Colloid & Interface Science*, (23), 119-125.

Herring, S. (1999). Interactional Coherence in CMC. *Journal of Computer-Mediated Communication* 4 (4) 0-0. En ligne https://doi.org/10.1111/j.1083-6101.1999.tb00106.x., consulté le 04/10/2019.

IPSOS, (2012). *L'homéopathie fait de plus en plus d'adeptes.* En ligne sur le site IPSOS : https://www.ipsos.com/fr-fr/lhomeopathie-fait-de-plus-en-plus-dadeptes, consulté le 02/10/2019.

IPSOS, (2018). *L'homéopathie plébiscitée par les Français*. En ligne sur le site IPSOS : https://www.ipsos.com/fr-fr/lhomeopathie-plebiscitee-par-les-francais, consulté le 02/10/2019.

Jeanneret, Y. (2008). *Penser la trivialité*. Paris : Hermès (Communication, médiation et construits sociaux). 242p.

Jodelet, D. (1984). Réflexions sur la notion de représentation sociale en psychologie sociale. *Les représentations, Communication Information*, 15-41.

Jodelet, D. (1989). *Folies et représentations sociales*. Paris : Sociologie d'aujourd'hui. 310p.

Johnson, R.-B., & Onwuegbuzie, A.-J. (2004). Mixed methods research: A research paradigm whose time has come. *Educational Researcher*, 33(7), 14-26.

Jurdant, B. (2009). *Les controverses scientifiques pour comprendre la recherche,* Conférence donnée *au cycle de conférences ENS,* Lyon.

Katz, E., & Lazarsfeld, P. (2008). *Influence personnelle, ce que les gens font des médias*. Paris : Armand Colin (œuvre originale publiée en 1955). 416p.

Kozinets, R., (2009). *Netnography: Doing Ethnographic Research Online*. Los Angeles : SAGE Publications Ltd. 232p.

Kuhn, T.-S. (2008). *La structure des révolutions scientifiques (3^e^éd)*. Paris : Flammarion (Champs Sciences) (œuvre originale publié en 1962). 284p.

Latour, B. (1991). *Nous n'avons jamais été modernes – Essai d'anthropologie symétrique.* Paris : La Découverte. 211p.

Latour, B. (2005). *La science en action, introduction à la sociologie des sciences*. Paris : La découverte. 663p.

Latour, B. (2011). *Pasteur : guerre et paix des microbes*. Paris : La découverte. 364p.

Latour, B., & Woolgar, S. (1996). *La vie de laboratoire, la production des faits scientifiques (2ᵉéd.)*. Paris : La Découverte (Poche) (œuvre originale publiée en 1979).

Latzkho-Toth, G., & Proulx, S. (2013). Enjeux éthiques de la recherche sur le web. In Barats C. (Ed.), *Manuel d'analyse du web en sciences humaines et sociales* (pp.32-52). Paris : Armand Colin (U).

Lauche, R., Cramer, H., Häuser, W., Dobos, G. & Langhorst, J. (2015). A systematic overview of reviews for complementary and alternative therapies in the treatment of the fibromyalgia syndrome. *Evid Based Cmplement Alternat Med*, 2015, 610615.

Le Vigan, P. (2015). *Soudain la postmodernité : de la dévastation certaine d'un monde au surgissement possible du neuf.* Paris : La barque d'Or. 313p.

Leroy, E. (2014). *Pratique comparée de l'homéopathie en Europe et perspective* (Thèse de doctorat de pharmacie). Université de Nantes. Nantes. 149p.

Lilti, A. (2007). Querelles et controverses. Revue mil neuf cent, 13-28.

Livia, A. (1999). Doing Sociolinguistic Research on the French Minitel. *American Behavioral Scientist Sage Publications*, 43 (3), 422–435.

Loubère, L. (2018). *Les environnements numériques de travail dans l'enseignement secondaire : étude d'un système représentationnel*, (Thèse de doctorat). Université de Toulouse III, Toulouse. 315p.

Lyotard, J.-F. (1979). *La condition postmoderne.* Paris : Minuit. 128p.

MACOSPOL. (2009). *European project Mapping controversies on sciences for politics*. Community research and development information service. Report: ID217701. 12p.

Maddox, J., Randi, J., & Stewart, W.-W. (1988). "High-dilution" experiments a delusion. *Nature Publishing Group*. 334, 287-290.

Maffesoli, M. (1996). *Eloge de la raison sensible*. Paris : Grasset. 278p.

Maffesoli, M. (2014). *L'ordre des choses – penser la modernité*. Paris : CNRS Editions. 264p.

Maingueneau, D. (1999). Analysing Self-Constituting Discourses. *Discourse studies*, 1(2), 183-199.

Marcoccia, M. (2004). L'analyse conversationnelle des forums de discussion : questionnements méthodologiques. *Les Carnets du Cediscor*, 8, 23-37.

McKee, H.-A., & Porter, J.-A. (2009). *The Ethics of Internet Research: A Rhetorical, Case-Based Process*. New York: Peter Lang. 188p.

Merton, K. (1973). *The sociology of science*. London: The University of Chicago Press. 587p.

Moliner, P. (1993). Cinq questions à propos des représentations sociales. *Cahiers internationaux de psychologie sociale* (20), 5-14.

Moliner, P. (1996). *Images et représentations sociales*. Grenoble : Presses universitaires de Grenoble. 275p.

Moliner, P. (2016). De la théorie du noyau central à la théorie du noyau matrice. *Papers on Social Representations,* 26(2), 3.1-3.13.

Moliner, P., & Guimelli, C. (2015). *Les représentations sociales. Fondements historiques et développements récents.* Grenoble : Presses universitaires de Grenoble. 139p.

Moliner, P., Rateau, P., & Cohen-Scali, V. (2002). *Les représentations sociales – Pratiques des études de terrain.* Rennes : PUR. 230p.

Montagnier, L., Aïssa, J., Ferris, S., Montagnier, J.-L. & Lavallée, C. (2009). Electromagnetic signals are produced by aqueous nanostructures derived from bacterial dna sequences. *Interdiscip sci comput life sci,* (1) 81–90

Moscovici, S. (1961). *La psychanalyse, son image et son public.* Paris : Presses universitaires de France. 652p.

Moscovici, S. (2013). *Le scandale de la pensée sociale.* Paris : Editions de l'Ecole des Hautes Etudes en Sciences Sociales EHESS. 316p.

NHMRC, (2013). *Rapport de la National Health and Medical Research Council.* En ligne sur le site NHMRC www.nhmrc.gov.au/guidelines/publications/nh164, consulté le 04/10/2019.

OMS, (2002). *Stratégie de l'OMS pour la médecine traditionnelle pour 2002-2005.* Report. 74p.

Pestre, D. (2007). L'analyse des controverses dans l'étude des sciences depuis 30 ans. *Revue mil neuf cent*, 29-43.

Poitevin, B., & Sarembaud, A. (2011). *Homéopathie : Pratique et bases scientifiques* (3eéd.). Paris : MASSON. 308p.

Poupart, J., Deslauriers, J., Groulx, L.-H., Laperrière, A., Mayer, R., & Pires, A.P. (1997). *La recherche qualitative : enjeux épistémologiques et méthodologiques.* Montréal : Gaëtan Morin. 405p.

Ragouet, P. (2014). Les controverses scientifiques révélatrices de la nature différenciée des sciences ? Les enseignements de l'affaire Benveniste. *L'année sociologique* 1(64), 47-78.

Ratinaud, P., & Piaser, A. (2010). Pensée sociale, pensée professionnelle. *Les Dossiers des sciences de l'Education* (23), 7-14.

Ricoeur, P. (1992). *Soi-même comme un autre.* Paris : Seuil (Points). 448p.

Rostand, J. (1969). Pouchet et les méthodes contraceptives. *Revue d'histoire des sciences et de leurs applications*, 22 (3), 257-258.

Rouquette, M.-L. (1973). La pensée sociale. In Moscovici (Ed.), *Introduction à la psychologie sociale (pp.* 299-327), Paris : Larousse.

Salone, J.-J. (2013). Analyse textuelle avec Iramuteq et interprétations référentielles des programmes officiels de mathématiques en classe de quatrième. *Sciences-croisées*, (13), 1-13.

Savoie-Zajc, L. (1997). L'entrevue semi-dirigée. In Gauthier, B. (Ed.), *Recherche sociale. De la problématique à la collecte des données* (pp.263-285). Québec : Les Presses de l'Université du Québec.

Sharf, B., & Steve, J. (1999). Beyond netiquette: the ethics of doing naturalistic discourse research on the internet. *Doing Internet Research*, 243-56.

Simmoneaux, J. (2019). *La démarche d'enquête : une contribution à la didactique des questions socialement vives* (Ed). Paris : Educagri.

Simonneaux, L., & legardez, A. (2011). Didactique des questions socialement vives. Répondre aux besoins de formation dans la société post-moderne. In Legardez, A. & Simonneaux, L. (Eds.), *Développement durable et autres questions d'actualité* (pp.15-29), Dijon : Educagri Editions.

Sokal, A. (2005). *Pseudosciences & postmodernisme : Adversaires ou compagnons de route ?* Paris : Odile Jacob.

Todorov, T. (1981). *Mikhail Bakhtine, Le principe dialogique.* Paris : Seuil. 318p.

Trepos, J.-Y. (1998). La sociologie postmoderne est-introuvable. *Revue de philosophie et de sciences humaines,* 1-13.

Urgelli, B. (2013). Logique de communication et d'éducation dans l'enseignement de questions socio-scientifiques. In *Actes du colloque Sociologie et didactique : vers une transgression des frontières, Haute Ecole pédagogique du canton de Vaud* (pp.1-12).

Verges, P. (1994). Approche du noyau central : propriétés quantitatives et structurales. In Guimelli C. (Ed.), *Structures et transformations de représentations sociales* (pp.233-253). Paris : Delachaux et Niestlé.

Vidal, C., & Salle, M. (2017). *Femmes et santé, encore une affaire d'hommes : penser la santé au prisme du sexe et du genre*. Paris : Belin. 80p.

Waskul, D., & Douglass, M. (1996). Considering the electronic participant: Some polemical observations on the ethics of on-line research. *The Information Society*, 12, 129-139.

BIOGRAPHIE DES AUTEURS

PAR ORDRE D'APPARITION DANS L'OUVRAGE

Emmanuella DI SCALA est Maître de Conférences en Sciences de l'Information et de la Communication à l'Université de Bourgogne-Franche-Comté et fait partie de l'Institut National Supérieur du Professorat et de l'Education (INSPE) de Dijon. Elle est Docteur en Physiologie cardiaque et biologie moléculaire. Elle s'intéresse aux thématiques de controverses et de questions socio-scientifiques ainsi qu'au champ des sciences expérimentales.

Dalila KESSOUAR est enseignante à l'Université de Bourgogne et chercheuse associée au laboratoire CIMEOS de l'Université de Bourgogne-Franche-Comté. Elle est Docteur en Sciences du langage. Elle s'intéresse à l'analyse du discours, aux questions d'informations et de communications ainsi qu'aux controverses socio-scientifiques.

Sandrine ESQUIROL-PAQUEROT est enseignante de Sciences de la vie et de la Terre, elle intervient à l'INSPE de Dijon, en tant que formatrice académique. Conseillère pédagogique auprès de la Maison de l'architecture et de l'environnement du Grand Dijon, elle s'intéresse aux multiples enjeux du développement durable ainsi qu'au champ des sciences expérimentales.

Robert ANDRES est enseignant agrégé de Sciences de la vie et de la Terre. Il intervient à INSPE de Dijon en tant que formateur académique. Il s'intéresse au champ des sciences expérimentales ainsi qu'aux controverses socio-scientifiques.

Jefferson DEGBOE est enseignant de Sciences de la vie et de la Terre dans l'académie de Nancy-Metz.

Sophie DEMONCEAUX est Maître de Conférences en Sciences de l'Information et de la Communication à l'Université de Bourgogne-Franche-Comté au sein du

Laboratoire CIMEOS. Elle s'intéresse à la communication numérique et plus particulièrement aux différents dispositifs tels que les réseaux sociaux et les forums de discussion.

Guy LEVEQUE est chercheur associé au Laboratoire CIMEOS à l'Université de Bourgogne-Franche-Comté. Il est Docteur en Sciences de l'Information et de la communication et Agrégé en Sciences de la vie et de la Terre. Il s'intéresse aux thématiques de controverses et de questions socio-scientifiques ainsi qu'au champ des sciences expérimentales.

Mathieu PALLUEL est pharmacien adjoint au sein d'une officine de ville dans le département de la Seine-Maritime. Il est docteur en pharmacie, diplômé de l'Université de Rouen. Il s'intéresse à la biologie et à la physique quantique liée au vivant.

Sébastien MALPEL est Maître de Conférences à l'Université de Bourgogne-Franche-Comté, chercheur au Laboratoire CIMEOS et enseigne les neurosciences à l'UBFC. Il est Docteur en Biologie cellulaire et moléculaire du développement. Il s'intéresse aux controverses, à la culture scientifique et aux questions socio-scientifiques.

Prisca BOUILLE est étudiante en 6e année de Pharmacie à l'UFR santé de Rouen.

Marie-Laure GROULT est Maître de Conférences à l'UFR santé de Rouen. Elle est Docteur en Pharmacie et enseignant-chercheur en Botanique et Mycologie. Elle est également responsable de la filière Officine.

Mohamed DJOUANI est enseignant et chercheur associé au Laboratoire CIMEOS à l'Université de Bourgogne-Franche-Comté. Il est Docteur en Sciences de l'Information et de la communication. Il s'intéresse aux thématiques de controverses et de questions socio-scientifiques ainsi qu'au champ des sciences expérimentales.

Structures éditoriales du groupe L'Harmattan

L'Harmattan Italie
Via degli Artisti, 15
10124 Torino
harmattan.italia@gmail.com

L'Harmattan Hongrie
Kossuth l. u. 14-16.
1053 Budapest
harmattan@harmattan.hu

L'Harmattan Sénégal
10 VDN en face Mermoz
BP 45034 Dakar-Fann
senharmattan@gmail.com

L'Harmattan Cameroun
TSINGA/FECAFOOT
BP 11486 Yaoundé
inkoukam@gmail.com

L'Harmattan Burkina Faso
Achille Somé – tengnule@hotmail.fr

L'Harmattan Guinée
Almamya, rue KA 028 OKB Agency
BP 3470 Conakry
harmattanguinee@yahoo.fr

L'Harmattan RDC
185, avenue Nyangwe
Commune de Lingwala – Kinshasa
matangilamusadila@yahoo.fr

L'Harmattan Congo
67, boulevard Denis-Sassou-N'Guesso
BP 2874 Brazzaville
harmattan.congo@yahoo.fr

L'Harmattan Mali
Sirakoro-Meguetana V31
Bamako
syllaka@yahoo.fr

L'Harmattan Togo
Djidjole – Lomé
Maison Amela
face EPP BATOME
ddamela@aol.com

L'Harmattan Côte d'Ivoire
Résidence Karl – Cité des Arts
Abidjan-Cocody
03 BP 1588 Abidjan
espace_harmattan.ci@hotmail.fr

L'Harmattan Algérie
22, rue Moulay-Mohamed
31000 Oran
info2@harmattan-algerie.com

L'Harmattan Maroc
5, rue Ferrane-Kouicha, Talaâ-Elkbira
Chrableyine, Fès-Médine
30000 Fès
harmattan.maroc@gmail.com

Nos librairies en France

Librairie internationale
16, rue des Écoles – 75005 Paris
librairie.internationale@harmattan.fr
01 40 46 79 11
www.librairieharmattan.com

Librairie l'Espace Harmattan
21 bis, rue des Écoles – 75005 Paris
librairie.espace@harmattan.fr
01 43 29 49 42

Lib. sciences humaines & histoire
21, rue des Écoles – 75005 Paris
librairie.sh@harmattan.fr
01 46 34 13 71
www.librairieharmattansh.com

Lib. Méditerranée & Moyen-Orient
7, rue des Carmes – 75005 Paris
librairie.mediterranee@harmattan.fr
01 43 29 71 15

Librairie Le Lucernaire
53, rue Notre-Dame-des-Champs – 75006 Paris
librairie@lucernaire.fr
01 42 22 67 13

www.ingramcontent.com/pod-product-compliance
Lightning Source LLC
LaVergne TN
LVHW051352061026
849535LV00009B/3145